Judy Graham

Multiple Sklerose –
und doch nicht verzweifeln

Erprobte Anleitungen zur Selbsthilfe
für Erkrankte, ihre Familien, Freunde und Helfer

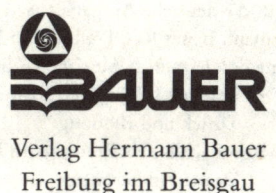

Verlag Hermann Bauer
Freiburg im Breisgau

CIP-Kurztitelaufnahme der Deutschen Bibliothek

Graham, Judy:
Multiple Sklerose – und doch nicht verzweifeln:
erprobte Anleitungen zur Selbsthilfe für Erkrankte,
ihre Familien, Freunde u. Helfer / Judy Graham.
[Ins Dt. übertr. von Ulla Schuler].
– 1. Aufl. – Freiburg im Breisgau: Bauer, 1983
    Einheitssacht.: Multiple sklerosis 〈dt.〉
    ISBN 3-7626-0272-7

Die englische Originalausgabe erschien 1981 bei
Thorsons Publishers Ltd., Wellingborough, Northamptonshire.
© by Judy Graham.

Mit 6 Abbildungen, 29 Zeichnungen und zahlreichen
Grafiken und Übersichten.

Ins Deutsche übertragen von Ulla Schuler, Frankfurt.

1983
ISBN 3-7626-0272-7
© für die deutsche Ausgabe 1983 by
Verlag Hermann Bauer KG, Freiburg im Breisgau.
Alle Rechte der deutschen Ausgabe vorbehalten.
Satz: LibroSatz J. Witt KG, Kriftel.
Druck und Bindung:
Druckhaus Rombach & Co, Freiburg im Breisgau.
Printed in Germany.

Judy Graham

Multiple Sklerose –
und doch nicht verzweifeln

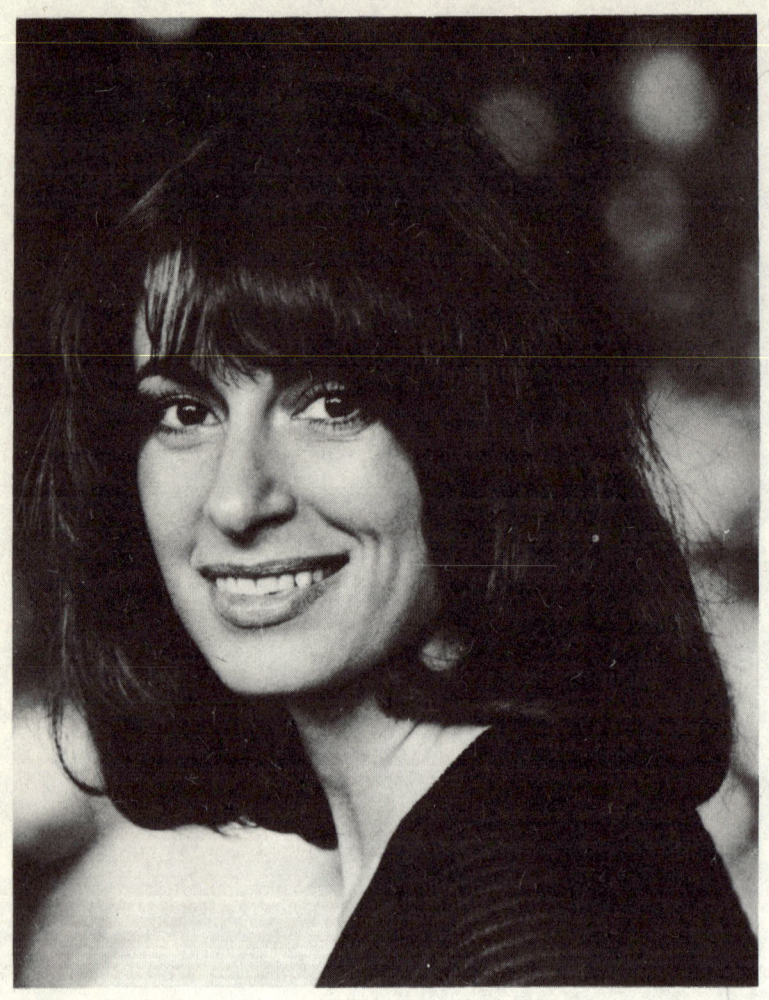

Judy Graham

Inhalt

Multiple Sklerose

Dieses Buch erklärt genau, was Multiple Sklerose ist, und beschreibt die Maßnahmen, die Sie ergreifen können, um eventuell eine Verschlimmerung der Krankheit aufzuhalten. Sie finden darin Ratschläge für die Ernährung des zentralen Nervensystems, für Gymnastik-, Yoga- und Haltungsübungen, für Inkontinenzprobleme, Müdigkeit, zwischenmenschliche Beziehungen und Sexualität sowie – vielleicht ganz besonders wichtig – ausführliche Informationen über das Öl der Nachtkerze. Dieses ergänzende diätetische Lebensmittel hat sich bei vielen Menschen mit MS als hilfreich erwiesen.

Danksagung

Dieses Buch konnte nur geschrieben werden, weil so viele Menschen dazu beigetragen haben. Es enthält nicht viele eigene Ideen; ich habe einfach Erkenntnisse anderer über die Behandlung der Multiplen Sklerose an dieser Stelle zusammengetragen.

Die größte Unterstützung kam von der Selbsthilfeorganisation ARMS und ihrem Vorsitzenden John Simkins. Nur weil ich Mitglied bei ARMS bin, konnte ich alle Informationen so leicht bekommen. Ich habe auch einiges aus den Ratgeberbüchlein von ARMS übernommen.

Besonderen Dank schulde ich Joe Osborne vom Burton and South Derbyshire Independent Pool für die Anregung, nach seinem Buch ein eigenes zu schreiben, aber auch für die Informationen im Kapitel über die Gymnastik.

Viele Ärzte haben mir mit wissenschaftlichen Arbeiten, Büchern und persönlichem Rat geholfen. Manche haben selbst Bücher geschrieben, die im Literaturverzeichnis am Schluß dieses Buches angegeben sind. Mein Dank gilt Dr. Helmut J. Bauer, Dr. Elizabeth Forsythe, Dr. Michael Crawford, Prof. Roy Swank, Prof. E. J. Field, Dr. Paul Evers, Dr. Ahmed Hassam, Dres. Alexander und Penelope Burnfield, Dr. David F. Horrobin, Dr. Jürgen Mertin, Dr. Paula Dore-Duffy, Prof. W. Ritchie-Russell, Dr. Len Mervyn, Dr. John Mansfield.

Für ihre Hilfe bei einzelnen Kapiteln danke ich Sally O'Connor, Judith Harding, John Williams, Leslie Smith, Howard Kent, John Sullivan, Gill Robinson, Uta Greiner, Ahmed Hussein, Morag MacDougall, Rita Greer, Roger MacDougall, Gilbert MacDonald und den Multiple Sklerose Gesellschaften in Kanada, Großbritannien und Nordirland.

Ich möchte auch Vivien Neves für das Lesen des Manuskripts und für ihre einleitenden Sätze danken, außerdem ihrem Mann John Kelly für die Porträtaufnahme im Buch.

Zum Geleit

Im Alter von 32 und nach vier Jahren voller Sorge und Ungewißheit erfuhr ich Anfang dieses Jahres, daß ich Multiple Sklerose habe. Erst fühlte ich mich erleichtert, daß diese elende Krankheit endlich einen Namen bekommen hatte. Doch dann fragte ich mich, was ich dagegen tun könnte.

Nachdem die Nachricht von meiner Erkrankung durch die Presse gegangen war, gab mir Judy Graham das Manuskript ihres Buchs zu lesen. Es erklärte mir alles, was ich über MS fragen oder wissen wollte und was ich bei meinem Arzt nicht erfuhr. Das Buch ist leicht zu lesen und nimmt der Krankheit das Geheimnisvolle.

Die für mich wichtigsten Kapitel waren die über Diät, essentielle Fettsäuren, Nachtkerzenöl und Entspannung. Ich selbst lebe nun nach der fettarmen Diät von Prof. Swank, die meinen Zustand offenbar stabilisiert hat. Ich habe auch begonnen, Kapseln mit Nachtkerzenöl einzunehmen.

Mit Erleichterung und Vergnügen las ich auch das freimütige Kapitel über das Tabuthema der Partnerbeziehungen und der Sexualität, die schließlich für uns alle außerordentlich wichtig sind.

Da es oft für die Familie des MS-Kranken besonders schwer ist, die Krankheit zu bejahen und zu bewältigen, glaube ich, das Buch sollte nicht nur von den Kranken, sondern auch von ihren Angehörigen gelesen werden. Er wird einige Ängste beseitigen, die um die MS kreisen, und wird Betroffene wie mich selbst befähigen, ein glücklicheres Leben zu führen.

Vivien Neves
Dezember 1980

(Vivien Neves ist ein Spitzenmannequin. Sie ist die einzige Frau, die je in der *Times* nackt abgelichtet wurde. 1980 wurde bei ihr eine MS diagnostiziert. Sie ist verheiratet und hat eine Tochter.)

Vorwort

Die Anfänge dieses Buchs gehen bis ins Jahr 1974 zurück. Ich war damals 27 und erfuhr, daß ich Multiple Sklerose habe. Freilich hatte ich die ersten Krankheitszeichen schon als Vierundzwanzigjährige gehabt. Das Jahr meiner Diagnose war auch das Geburtsjahr unserer MS-Selbsthilfegruppe. Mit ungefähr einem Dutzend Betroffener gehörte ich zu den Gründungsmitgliedern, und in meiner Londoner Wohnung fand unsere erste Zusammenkunft statt.

Die Menschen, die dort zusammenkamen, hatten alle eins gemeinsam: Wir hatten entweder selbst MS oder waren mit einem MS-Kranken verheiratet. Und was ebenso wichtig ist: Wir waren eine Gruppe sehr verärgerter Aktivisten, waren empört und wütend, daß nichts für uns getan werden konnte. Daher beschlossen wir, selbst etwas für uns zu tun.

In gewisser Weise ist dieses Buch das Ergebnis der Arbeit unserer Selbsthilfegruppe während der vergangenen sechs Jahre. Ich hätte es sicher nicht schreiben können, wenn ich nicht aktives Mitglied dieser Gruppe wäre. Sie heißt ARMS (Action für Research into Multiple Sclerosis), das bedeutet Aktion für MS-Forschung.

Auf die Forschung mußten viele Aktivitäten von ARMS zielen. Ich glaube, wir von ARMS hatten großes Glück und einen siebten Sinn, als wir mit Prof. E. J. Field in Newcastle in Verbindung traten. Wir sammelten Geld, um ihm eine Abteilung finanzieren zu können, in der er wichtige Forschungen über essentielle Fettsäuren und Multiple Sklerose betrieb. Bald darauf bekam ARMS auch Kontakt mit Dr. Michael Crawford, Nuffield Laboratories for Comparative Medicine in Regents Park, London. Obwohl er ganz andere Probleme untersucht als Prof. Field, schienen ihre Arbeiten einander zu ergänzen. Dr. Crawford arbeitet hauptsächlich an Problemen der Gehirnlipide, und als er in Erscheinung trat, befaßte er sich damit, eine an essentiellen Fettsäuren reiche Diät für MS-Kranke zu entwickeln.

Ich hatte das Glück und die Nerven, um beiden Ärzten als Versuchskaninchen zu dienen. Meine Arme wurden ausgiebig für Blutentnahmen zerstochen. Ich glaube, meine Initialen mitsamt einigen Tabellen, die ich nicht ganz verstehe, sind in etlichen medizinischen Fachzeitschriften erschienen, in denen Prof. Field und Dr. Crawford über ihre Arbeit berichteten.

Prof. Field untersuchte, wie mein Blut auf die Einnahme von *Naudicelle*-Öl aus Nachtkerzen reagierte. Dr. Crawford analysierte, welche Änderungen in meinem Blut eine Diät bewirkte, die einen hohen Anteil essentieller Fettsäuren enthielt (ich bekam zur gleichen Zeit Kapseln mit Nachtkerzenöl).

Meine Besuche bei Dr. Crawford waren immer ein Vergnügen. Aus seinen Laborräumen blickt man auf den Londoner Zoo; sie liegen dicht beim Papageienhaus. Daher war es nie wie bei einem gewöhnlichen Arztbesuch. Außerdem trug niemand einen weißen Kittel. Alle nannten einander beim Vornamen, und nie wurde ich wie eine »Patientin« behandelt. Ich war eine sogenannte »hochmotivierte Teilnehmerin«. Ich mußte eine Diät aus Nahrungsmitteln wie Leber, Fisch, magerem Fleisch, Spinat, frischem Obst und Gemüse essen. Abgesehen von gelegentlichen groben Sünden wie Mousse au chocolat oder Crèmetorte hielt ich mich recht streng an diese Diät und tue es immer noch.

Das Ergebnis dieser beiden Versuche war, daß sich der zuvor anormale Gehalt an essentiellen Fettsäuren in meinem Blut normalisierte. Die diagnostische Blutuntersuchung von Prof. Field ergibt keinen Anhaltspunkt mehr für MS.

Dennoch besteht kein Zweifel, daß ich weiterhin an MS leide. Allerdings geht es mir heute besser als vor sechs Jahren. Damals fühlte ich mich, als trüge ich Wasserstiefel bis an die Oberschenkel und würde durch tiefen Sumpf am nördlichen Polarkreis wandern. Jetzt kann ich hochhackige Schuhe tragen ohne zu stolpern, und der Boden unter meinen Füßen fühlt sich wie richtiger Boden an, obwohl ich manchmal kribbelige Hände und Füße kriege, verschwommen sehe, kalte Beine und Füße habe und furchtbar müde werde. Ich kann immer noch meinen Hund durch Hampstead Heath Gassi führen, aber ich würde mein Glück herausfordern, wenn ich über eine Straße rennen wollte.

Ich kann nicht über so spektakuläre Besserungen berichten wie zum Beispiel Roger MacDougall oder Alan Greer, die fotografiert wurden, wie sie auf einem Bein balancieren, von einer Leiter herab winken und in der Heide oder am Strand Kapriolen machen. Meine Geschichte ist nicht dramatisch. Ehrlich gesagt, wer mich seit Jahren kennt, wird keinen Unterschied bemerken. Viele Menschen, mit denen ich zu tun habe, wissen gar nicht, daß ich MS habe.

Die Ärzte könnten natürlich leicht behaupten, meine Besserung müsse bedeuten, daß ich mich in einer Remission (Abklingphase) befinde, aber das stimmt nicht. Bei mir verläuft die Krankheit nicht nach dem Muster Schub – Remission. Ich habe die Form des Leidens, bei der bestimmte Symptome beständig vorhanden sind. MS ist bekanntlich eine degenerative Erkrankung, und doch hat sich mein Zustand nicht verschlimmert, tatsächlich hat er sich gebessert. So bin zumindest ich selbst überzeugt, daß ich wohl irgendetwas Richtiges mache, das meinen Zustand stabilisiert.

Sehr wahrscheinlich ist dieses Richtige eine Kombination aus Nachtkerzenöl und der fettarmen, an essentiellen Fettsäuren reichen Diät, beides seit Jahren angewandt. Aber auch Gymnastik und Yoga sind mir eine wertvolle Hilfe.

Die Idee des therapeutischen Turnens bei MS stammt von Joe Osborne. Joe leitet den South Derbyshire Independent Pool für MS-Kranke. Seit ein paar Jahren führt er mit eindrucksvollen Ergebnissen wöchentliche Gymnastikkurse für Menschen mit MS durch. Alle Kursteilnehmer schluckten außerdem Naudicelle-Kapseln mit Nachtkerzenöl und aßen eine Diät, die viel essentielle Fettsäuren und wenig tierisches Fett enthielt. Joe selbst hat vor mir ein Buch geschrieben, das voll ist von ermutigenden Zeugnissen über den Erfolg dieser kombinierten Behandlung.

Aus diesen Erfolgen habe ich gelernt, und inzwischen besuche ich einen schicken Bodybuilding Club in London, der mit raffinierten Apparaten ausgerüstet ist, mit denen man schlaffe Bauchdecken, Hängepopos und überflüssige Polster straffen kann. Jedenfalls gehen die meisten Frauen dafür dorthin; aber ich kann bezeugen, daß man damit auch Ausdauer und Muskelkraft sowie zunehmende Fitneß trainieren kann.

Ich mache auch Yogaübungen und kann sie nur wärmstens empfehlen. Vor wenigen Jahren kam der englische Yoga-Verband mit ARMS in Kontakt. Seither veranstaltet er Spezialkurse für

MS-Kranke und hat damit einige ausgezeichnete Erfolge erzielt. Ich bin Verbandsmitglied geworden und besuche jetzt einen der normalen Kurse in London. Meistens komme ich müde in den Kurs, aber wenn er zu Ende ist, bin ich energiegeladen und fühle mich rundum wohl.

Ich habe noch einige andere Dinge ausprobiert, weil ich sie in diesem Buch beschreiben wollte. Mehr als ein willensstarkes Jahr lang lebte ich mit einer glutenfreien Diät, bis Negerküsse auf einem Hochzeitsfest dem ein Ende bereiteten. Ich habe mich nie gesünder gefühlt als während dieser Diät, und wenn ich die Willenskraft aufbrächte, würde ich wieder damit anfangen.

Ich habe außerdem den ganzen umständlichen Nahrungsmittel-allergietest durchgeführt. In einem langwierigen Prozeß aus Versuch und Irrtum entdeckte ich, daß ich gegen Hefe, Rohrzucker, Milch, Eidotter, Erdnüsse und Kaffee allergisch bin. Meine Bemühungen, diese Nahrungsmittel zu streichen, waren jedoch einzigartig erfolglos. Die Wahrheit ist, daß ich sie lieber genieße und die Folgen erleide, als daß ich auf sie verzichte, obwohl ich anderen empfehlen würde, sich strenger an einen Verzicht zu halten, wenn sie sich wieder richtig wohl fühlen wollen.

Ich sollte auch erwähnen, daß ich seit meiner Diagnose sogar mit Akupunktur behandelt worden bin und seit kurzem begonnen habe, mir alle 14 Tage eine Ganzkörper-Tiefenmassage machen zu lassen. Beides hilft mir.

Bei diesen vielfältigen Behandlungen fragen mich die Leute oft in verzweifeltem Ton, wieso ich denn weiß, was mir wirklich hilft. Das wäre eine zulässige Frage, wenn ich an mir ein wissenschaftliches Experiment durchführte, aber das ist ja nicht der Fall. Ich versuche halt nur, die Dinge zu tun, die meinen Zustand stabilisieren könnten, und dabei bin ich ungewöhnlich erfolgreich gewesen.

»Nach jedem Strohhalm greifen« lautet ein weiteres beliebtes Vorurteil, auf das ich häufig treffe. Doch dieser Vergleich hinkt, denn Strohhalme sind für Ertrinkende, während ich ziemlich sicher auf dem Trockenen bin.

In diesem Buch gehe ich ausführlich auf Dinge ein, von denen ich festgestellt habe, daß sie mir helfen, und informiere über anderes, was ich nicht für mich selbst benötigt habe, was andere aber nützlich finden mögen.

Darum habe ich dieses Buch geschrieben. Ich hatte das Gefühl, ich müßte es schreiben. Ich kenne keinen anderen MS-Kranken, der das Privileg hatte, alle Therapiemöglichkeiten zu testen, der direkten Zugang zu den Wissenschaftlern auf diesem Gebiet hat, dem es gut genug geht, um die Geschichte auch erzählen zu können, und der es auch von Berufs wegen kann. Ich habe moderne Geschichte studiert und dann als Zeitungs- und Fernsehjournalistin gearbeitet. Daher bin ich gewöhnt zu recherchieren, riesige Mengen an Information zu sammeln und zu sichten und komplizierte Themen in einer klaren und einfachen Sprache darzustellen. Ich entschuldige mich nicht, daß ich in der Sprache des Laien schreibe, denn an Laien wende ich mich.

Wenn ich dieses Buch vor sechs Jahren geschrieben hätte, wäre ohne Zweifel ein giftiges Kapitel über Ärzte darin gewesen, speziell über Neurologen, die nach meiner Erfahrung abweisend und arrogant waren und überhaupt keinerlei hilfreichen Ratschlag gaben. Mein erster und einziger Aufenthalt in einer neurologischen Abteilung war ein hinreichender Beweis dafür. Um eine Diagnose zu stellen, setzte das National Hospital anscheinend das komplette technische Arsenal ein. Trotzdem fühlte ich mich bei der Hilfe, die mir die moderne Medizin bieten konnte, als lebte ich im finstersten Mittelalter.

Die Zeit, die ich auf der Station der erstklassigsten neurologischen Klinik Englands verbrachte, war einfach entsetzlich. In meinem ganzen Leben habe ich mich nie so krank gefühlt wie in der Woche nach der Lumbalpunktion (Gewinnung von Gehirn-Rückenmark-Flüssigkeit). Tatsächlich war der Aufenthalt in der Klinik so gründlich unerfreulich, daß ich beschloß, mich nie wieder in ein Krankenhaus zu legen.

Das waren meine Gefühle vor sechs Jahren. Seither hatte ich allerdings keinen Anlaß, einen Neurologen als Patientin zu konsultieren. Im allgemeinen ist meine Einstellung zu Ärzten aber mit der Zeit friedfertiger geworden. Heute bin ich überzeugt, daß Ärzte und Wissenschaftler mit vereinten Kräften daran arbeiten, Vorbeugung, Ursachen, Behandlung und Heilung der MS zu ergründen. Ich möchte gern glauben, daß ARMS mit dazu beigetragen hat, die Mediziner und viele andere zu motivieren.

Durch die offenen Tagungen und wissenschaftlichen Seminare

von ARMS hatte ich das Glück, einige der Wissenschaftler kennenzulernen, die über MS arbeiten, sogar einschließlich einiger sehr liebenswerter Neurologen. Es war eine erfreuliche Erfahrung. Ich habe erkannt, daß sie nachdenkliche und engagierte Menschen sind, die sich ehrlich bemühen, eine Lösung des MS-Problems zu finden, und die den Druck (und die Spenden) schätzen, die eine Selbsthilfegruppe wie ARMS auf einem besonderen Forschungsgebiet bewirken kann.

Meine Hausärztin, die ungefähr in meinem Alter ist, hat mich bei allem, was ich tat, ermutigt und unterstützt. Ich glaube, ich bin ihre einzige Patientin mit MS. Alle Hinweise auf Forschungsergebnisse, die ich ihr mitbringe, liest sie mit großem Interesse.

Obwohl ich Laie bin, ist es höchst wahrscheinlich, daß mein Wissen über die Multiple Sklerose gründlicher ist als das der meisten Allgemeinärzte. Durch meine Mitgliedschaft bei ARMS und in der Gesellschaft für MS habe ich Hunderte von Menschen mit MS in allen möglichen Stadien des Leidens kennengelernt. Ich habe auch zwei Fernsehdokumentationen über MS bei der BBC mitproduziert.

Meine Beschäftigung mit der Krankheit ist nicht so zeitaufwendig, wie es scheinen mag. Seit meine Diagnose feststeht, bin ich mit einem Kamerateam für das Fernsehen durch die USA gereist, habe als Rundfunkreporterin und -produzentin gearbeitet, Features für Zeitungen geschrieben, Fernsehsendungen für BBC produziert, bin (über Bangkok und Singapur) kreuz und quer durch Australien gereist und war aus eigenem Antrieb in vielen anderen Ländern mit Kassetten-Recorder unterwegs. Während ich an diesem Buch arbeitete, habe ich ziemlich strapaziöse Rundfunksendungen produziert und Reportagen gemacht.

Es wäre allerdings irreführend, wenn ich den Eindruck erweckte, daß die MS sich nicht sehr nachteilig auf mein Leben ausgewirkt hätte. Das hat sie ganz ohne Zweifel. Die Unsicherheit ist ein Tatbestand in meinem Leben geworden. Zur Zeit muß ich, um meinen Lebensunterhalt zu verdienen, all die Dinge tun, die bei MS ein hohes Risiko darstellen: Herumlaufen, Belastung der rechten Hand, hundertprozentige Konzentration, Gehirnarbeit, Überstunden, Arbeiten unter großem Zeitdruck, deutliches und lautes Sprechen über Mikrophon.

Als ich gestand, daß ich MS habe, weigerte sich die Fernsehgesellschaft, für die ich damals arbeitete, mir die feste Anstellung mit Pensionsanspruch zu gewähren. So bin ich gezwungen, mich ganz auf meinen Einfallsreichtum und meine Begabung zu verlassen und meinen Lebensunterhalt freiberuflich zu verdienen.

Da ich arbeiten muß, um zu leben, kann ich es mir nicht leisten, daß es mir gesundheitlich schlechter geht. Sicherlich ist einer der Gründe, all diese Behandlungsmöglichkeiten zu nutzen, daß ich die gesellschaftlichen ebenso wie die körperlichen Behinderungen minimal halten will.

Es hat den größeren Teil von sechs Jahren beansprucht, all dieses Wissen zusammenzutragen. Ich wünschte mir ehrlich, daß es ein ähnliches Buch schon 1974 gegeben hätte, als ich noch gar nichts über MS wußte. Ich hoffe sehr, daß dieses Buch eine arge Lücke schließen wird, insbesondere für die frisch diagnostizierten MS-Kranken in aller Welt. Wenn die Ärzte diesem Mangel nicht abhelfen konnten, dann müssen wir es eben selbst tun.

Judy Graham

Anmerkung: Ich stelle klar, daß mich mit den im Buch genannten Firmen keinerlei finanzielle oder geschäftliche Interessen verbinden.

Einleitung

Dieses Buch wendet sich an Menschen, bei denen eine MS festgestellt wurde, und an ihre Angehörigen, Freunde und Helfer.

Wenn ein Mensch erfährt, daß er MS hat, weiß er gewöhnlich nicht, was das ist oder was getan werden kann, um ihm zu helfen. Der Arzt wird ihm wahrscheinlich sagen: »Gehen Sie nach Hause und vergessen Sie es« oder »Es tut mir leid, aber wir können nichts für Sie tun«. Auch wenn er Ihnen sagt: »Kommen Sie wieder, wenn irgendwas passiert; wir helfen Ihnen dann«, ist das irreführend.

Offen gesagt, kann der Arzt aber schon eine ganze Menge tun, um Ihnen zu helfen. Sie wissen ja, daß MS noch nicht heilbar ist und daß es keine spezielle Therapie gibt. Doch der Arzt kann einiges für Sie tun, was manche Symptome günstig beeinflußt. Er kann zum Beispiel ACTH (Hormon der Hirnanhangsdrüse) verordnen, wenn Sie einen Schub bekommen, oder bestimmte Medikamente geben, die bei Harninkontinenz oder -retention oder Spasmen helfen. Es lohnt sich bestimmt, daß Sie Ihren Arzt aufsuchen, wenn sich ein neues Symptom einstellt, und von ihm jede mögliche Hilfe bekommen.

Doch alles, was Ihr Arzt Ihnen gibt, kann nur symptomatisch helfen. Wenn er nicht sehr fortschrittlich denkt, ist es unwahrscheinlich, daß er Ihnen gerade die Dinge erzählt, die Sie wissen müssen, um die *Krankheit meistern* zu können. Dinge über Diät, Übungsbehandlung, Ruhe, seelische Einstellung.

Darum geht es in diesem Buch – um die *Bewältigung der MS*.

Ich kann nicht behaupten, dieses Vorgehen sei wissenschaftlich streng überprüft worden. Es gibt aber viele MS-Kranke, die durch Zufall alle oder wenigstens einige der in diesem Buch vorgeschlagenen Maßnahmen durchgeführt haben und sich dadurch viel wohler fühlten.

Diese Behandlung der MS hat zwei große Vorzüge. Der erste ist die Selbsthilfe. Das bedeutet, *Sie* beschließen etwas zu tun, um sich zu helfen, statt daß Sie andere etwas für sich tun lassen. Durch diesen Entschluß zur Selbsthilfe werden Sie sich viel positiver fühlen.

Zweitens bedeutet diese Behandlungsmethode eine sehr gesunde Lebensweise, die Ihnen nur gut tun kann. Machen Sie sich keine Sorgen, daß sie nicht in strengen Doppelblindversuchen geprüft wurde. Abgesehen von dem Nachweis, ob etwas funktioniert, sind derartige Versuche auch dazu bestimmt, die Toxizität und die Wirksamkeit von Arzneimitteln zu prüfen. Da die Behandlung der MS hier keine Arzneimittel einbezieht, bestehen auch keine entsprechenden Risiken. Ziehen Sie jedoch immer Ihren Arzt ins Vertrauen! Wenn Sie eine besondere Diät beginnen, Kapseln mit mehrfach ungesättigten Fettsäuren schlucken oder einen Gymnastik- oder Yogakurs machen wollen, bitte sagen Sie Ihrem Arzt, was Sie tun – und sei es nur, damit er weiß, warum Sie bei Ihrem nächsten Besuch munter in seine Praxis gehüpft kommen.

Die Behandlung der Multiplen Sklerose

Nun wissen Sie es also: Sie haben ein Leiden, dessen Ursachen nicht bekannt sind und für das es kein Heilverfahren und keine spezielle Behandlung gibt.

Sie könnten nun privat die Hölle erleben und Ihr furchtbares Los bejammern. Sie können sich aber auch entschließen, alles in Ihrer Macht stehende zu tun, um die Krankheit zu bekämpfen und sich selbst zu helfen.

Wege zur Behandlung

Das vollständige Waffenarsenal, mit dem Sie den Kampf gegen die MS aufnehmen, umfaßt alle folgenden Maßnahmen:

Ergänzen Sie Ihre Ernährung durch essentielle Fettsäuren (Öl aus Nachtkerzensamen) sowie Vitamine und Mineralstoffe.
Essen Sie gesunde, fettarme Kost, die reich ist an essentiellen Fettsäuren.
Führen Sie täglich Ihr Gymnastikprogramm oder physiotherapeutische Maßnahmen durch.
Bewahren Sie sich eine positive Einstellung zum Leben.
Bleiben Sie geistig rege.
Gönnen Sie sich genügend Ruhe.
Vermeiden Sie Überanstrengung.
Führen Sie ein streßfreies Leben.
Pflegen Sie befriedigende Beziehungen zu anderen Menschen.

Wenn Sie das alles beherzigen könnten, wären Sie sicher ein glücklicher Mensch und so gesund wie nur möglich. Doch wenn Sie kein Übermensch sind, ist es wahrscheinlich etwas zuviel verlangt, sich ständig nach all diesen Regeln zu richten.

Doch wenn es Ihnen bloß gelingt, die ersten drei zu befolgen und von den anderen möglichst viele, dann tun Sie schon eine Menge, um fit und gesund zu bleiben.

Fangen Sie gleich an!

Je früher Sie anfangen können, desto besser. Untersuchungen haben gezeigt, daß die frisch diagnostizierten MS-Kranken von diesem Selbsthilfeprogramm am meisten profitieren. Der Verlauf der Krankheit scheint verzögert zu werden oder sogar zum Stillstand zu kommen. Ich weiß natürlich, daß derartige Behauptungen bei einer Erkrankung wie MS, bei der die Symptome kommen und gehen und keiner einem genau sagen kann warum, schwer zu beweisen sind. Aber auch ohne knallharten Beweis gibt es genügend persönliche Zeugnisse von vielen Betroffenen, die besagen, daß mit diesem Programm einige sehr ermutigende Ergebnisse erzielt worden sind. Sogar schwerer behinderte Kranke haben insgesamt eine Besserung ihres Gesundheitszustandes und einen Stillstand oder eine Rückbildung mancher Symptome beobachtet. Warten Sie also nicht ab, bis es Ihnen schlechter geht, bevor Sie sich entschließen, dieses Selbsthilfeprogramm zu versuchen. Und wenn Sie erst grünes Licht von ärztlicher Seite haben wollen, dann müssen Sie wohl noch sehr lange warten.

Ich muß noch betonen, *daß keine der in diesem Buch beschriebenen Maßnahmen sich als Heilbehandlung versteht.*

Es gibt noch keine Heilbehandlung für die MS. Auch wird von keiner Maßnahme behauptet, daß sie eine Therapie sei. Um eine Therapie zu sein, müßten alle Maßnahmen strengsten wissenschaftlichen Prüfungen standgehalten haben. Dies trifft aber für die Ratschläge in diesem Buch nicht zu.

Das beste, was man im Augenblick erwarten kann, ist eine *Bewältigung der Krankheit.* Das bedeutet: Sie müssen die Dinge tun, die gut für Sie sind, durch die Sie sich wohler und nicht schlechter fühlen und die Ihnen die Chance geben, Ihr Leben optimal zu gestalten.

Was ist Multiple Sklerose?

Wenn Sie wissen, was sich bei dieser Krankheit abspielt, verstehen Sie eher, warum das Selbsthilfeprogramm zweckmäßig ist.

Multiple Sklerose ist eine Krankheit, die das Gehirn und das Rückenmark befällt. Beide bilden das sogenannte zentrale Nervensystem (ZNS). Die Schädigung des ZNS erfolgt in vielen weit verstreuten Gebieten. Deshalb bezeichnet man sie als multipel – es gibt viele Schadstellen. Das geschädigte Gebiet wird mit hartem Material oder Narbengewebe aufgefüllt. Sklerose bedeutet Verhärtung.

Das zentrale Nervensystem

Das ZNS besteht aus zwei Hauptarten von Gewebe: der grauen Substanz und der weißen Substanz. Die *graue Substanz* heißt so, weil sie dem bloßen Auge grau erscheint. Sie ist der Bereich des Gehirns, in dem Denken, Schalten, Gestalten und Erinnern stattfinden. Die MS hat nur geringe oder gar keine Auswirkungen auf die graue Substanz, obwohl sie die Kommunikation zwischen verschiedenen Teilen der grauen Substanz beeinträchtigt, was in späten Stadien des Leidens zu Schäden des Intellekts führt.

Die *weiße Substanz* sieht für das bloße Auge weiß aus. Sie besteht aus Fasern, die Nachrichten von den Sinnesorganen – zum Beispiel Haut, Augen, Ohren – zu höheren Teilen des Gehirns leiten. Die weiße Substanz sendet auch Informationen vom Gehirn zu den Muskeln. Außerdem verbindet die weiße Substanz verschiedene Teile des Gehirns untereinander. Das ist eine Art Verkabelung des Gehirns, und genau dieser Teil wird durch die vernarbten Stellen oder die Multiple Sklerose beeinträchtigt. Und deshalb wird Ihre Fähigkeit zu empfinden, zu koordinieren und sich zu bewegen, in Mitleidenschaft gezogen.

Wenn Sie Nadeln und Kribbeln in Ihren Händen spüren, oder wenn Sie den einen Fuß nachziehen, bedenken Sie, daß die Störung dann nicht in Ihrer Hand oder Ihrem Fuß liegt, sondern in Ihrem zentralen Nervensystem.

Wie wird das zentrale Nervensystem geschädigt?

Die weißen Gebiete im ZNS haben große Ähnlichkeit mit einem Stromkabel, das viele Drähte enthält. Jeder Draht besteht aus einem Kern (der Nervenfaser), der elektrische Impulse leitet. Bei einem Kabel ist es sehr wichtig, daß die Drähte einander nicht berühren. Um dieses Risiko auszuschließen, ist jeder Draht mit einem isolierenden Werkstoff ummantelt, gewöhnlich mit Gummi und Kunststoff. Die Isolierung gewährleistet, daß der Strom im Draht ohne Kurzschluß an seinen Zielort gelangt.

Myelin

Bei der weißen Substanz des ZNS ist jede Nervenfaser von einer Isolierschicht umgeben, die hauptsächlich aus dem sogenannten *Myelin*, einem Fett, besteht. Ohne Myelin können Nervensignale nicht normal fließen, und es kann zu falschen Verbindungen zwischen angrenzenden Nervenfasern kommen.

Bei der MS scheint das erste Ereignis die Zerstörung dieser Myelinschicht oder Markscheide um die Nervenfasern zu sein. Das stört die Funktionsweise der Nervenfasern. Der Körper macht dann den Schaden noch größer, indem er ihn zu reparieren versucht, so wie er es bei einer Hautverletzung tun würde. Das geschädigte Gebiet wird mit festem Material (Vernarbung oder Sklerose) gefüllt. Es handelt sich um sogenanntes Bindegewebe, das keine Nervenimpulse leiten kann.

Schübe und Remissionen

Gewöhnlich verläuft die Erkrankung in einer Reihe von Schüben und Perioden der Remission. Jeder Schub pflegt den MS-Patienten etwas schlechter als vorher zu hinterlassen. Niemand weiß, warum die Krankheit zum Stillstand kommt. Während einer Remissions- oder Abklingphase ist aus irgendeinem Grund – wenn wir ihn bloß genau wüßten! – der Krankheitsprozeß abgeschaltet.

Wenn es zu einer Verschlimmerung kommt, treten Entzündungsherde auf, die schließlich zu einer Zerstörung des Myelins führen. Niemand kann mit Sicherheit sagen, was diese Entzündung verursacht. Benachbarte Gebiete werden beeinträchtigt, obwohl sie selbst nicht unmittelbar geschädigt werden. Während der Reparaturprozeß des Organismus stattfindet, kann ihre Funktion vorübergehend gestört sein.

Auf der Höhe eines Schubes kommt es also zu drei Arten der funktionellen Schädigung des ZNS:

1. Totale Zerstörung des Myelins in manchen Nervenfasern, die sich nicht mehr regenerieren können.
2. Teilweise Zerstörung des Myelins in manchen Nervenfasern, die repariert werden können.
3. Zeitweiliger Funktionsverlust in benachbarten Nervenfasern, deren Myelin im Grunde unversehrt ist.

Sobald der Schub überstanden ist, bleibt nur die erste Schädigung zurück. Sie kann sehr gering sein.

Umleitungsbahnen

Es kann passieren, daß bei Schädigung eines bestimmten Gehirnteils dessen Funktionen von anderen Teilen des Gehirns übernommen werden. Dies kann unter Umständen spontan während einer Remission geschehen. Ansonsten können Sie mit Hilfe der Physiotherapie »Umleitungen« einüben.

Essentielle Fettsäuren

Der Organismus benötigt viele verschiedene Fettarten. Die meisten von ihnen kann er selbst aufbauen. Eine kleine Gruppe von Fetten, die essentiellen Fettsäuren, können jedoch nicht im Organismus gebildet werden. Wir müssen sie daher mit der Nahrung zuführen.

Eigentlich ist »Fett« ein irreführender Begriff für diesen Nährstoff. Essentielle Fettsäuren (EFS) gleichen eher den Proteinen oder den Vitaminen, da es lebenswichtig (essentiell) ist, sie mit der Nahrung aufzunehmen, um gesund zu bleiben.

Essentielle Fettsäuren finden sich in allen Körperzellen. Grob sechzig Prozent des Gehirns bestehen aus Lipidbausteinen, die einen hohen Anteil essentieller Fettsäuren besitzen. Sie sind daher lebenswichtig für das gesunde Wachstum und die Entwicklung des Gehirns und des zentralen Nervensystems.

Bei jedem Menschen sind Fette ein wesentlicher Teil der Ernährung. Sie spenden Energie, helfen die Körpertemperatur aufrecht zu erhalten, isolieren die Nerven, polstern und schützen die Gewebe. Sie sind Teil der Zellstruktur jeder einzelnen Körperzelle und sind lebenswichtig für den Stoffwechsel.

Essentielle Fettsäuren und Multiple Sklerose

Für Menschen mit MS sind essentielle Fettsäuren besonders wesentlich. Sie werden für das Wachstum und die Reparatur des Nervengewebes und für die Erhaltung seiner Struktur benötigt. Dies ist besonders wichtig bei der MS, da bei diesem Leiden das ZNS unter Beschuß steht. Wenn dem Körper diese Nährstoffe fehlen, wird jede Reparatur beschädigten Gewebes erschwert.

Untersuchungen haben gezeigt, daß die weiße Substanz in den Gehirnen MS-Kranker arm an essentiellen Fettsäuren ist. Es gibt auch eine Hypothese, daß Menschen, die an MS leiden, möglicherweise von Geburt an unfähig sind, essentielle Fettsäuren richtig zu verwerten. Weitere Studien an Menschen mit Multipler Sklerose haben ergeben, daß die Myelinscheiden, die roten und weißen Blutkörperchen, die Blutplättchen und das Blutplasma ebenfalls einen Mangel an essentiellen Fettsäuren, speziell an Linolsäure, aufweisen.

Essentielle Fettsäuren haben eine entscheidende Funktion in allen Zellmembranen des Körpers. Der Flüssigkeitsgrad und die Flexibilität der Zellmembranen hängen von dem EFS-Gehalt der Zellen ab. Die Aktivität der Lymphozyten (= weiße Blutkörperchen) kann vom Zustand der Zellmembran abhängig sein und ist verschieden, je nachdem eine Zellmembran elastisch (= reich an EFS) oder starr (= EFS-Mangel) ist. Dies wirkt sich auf die Fähigkeit bestimmter Lymphozyten aus, immunologisch angemessen zu reagieren.

Gesättigte, ungesättigte und mehrfach ungesättigte Fettsäuren

Das Wort »mehrfach ungesättigt« haben Sie wahrscheinlich schon auf Packungen mit streichfähiger Margarine gesehen und sich gefragt, was es wohl bedeutet. Ob ein Fett gesättigt, ungesättigt oder mehrfach ungesättigt ist, hängt von seiner ziemlich komplizierten biochemischen Zusammensetzung ab. Sie brauchen sich aber wirklich nur zu merken, daß mehrfach ungesättigte Fette für Menschen mit MS viel gesünder sind als jedes andere Fett.

Fett setzt sich aus kleineren Bausteinen, den sogenannten Fettsäuren, zusammen. Fettsäuren sind kettenförmige Substanzen; manche sind kurzkettig, andere langkettig. Diese Ketten bestehen aus Kohlenstoffatomen, an denen Wasserstoff- und Sauerstoffatome hängen. Der Grad der Sättigung wird davon bestimmt, wieviel Wasserstoff sie zu binden vermögen. Ungesättigte Fette sind fähig, andere Moleküle an sich zu reißen, die für sie im System verfügbar sind. Gesättigte Fette können keinen weiteren Wasserstoff mehr aufnehmen.

Die Kettenglieder können durch ein einfaches Bindeglied – die Einfachbindung – oder durch ein zweifaches Bindeglied – die Doppelbindung – miteinander verbunden sein. Also:

Wenn eine Fettsäure *keine Doppelbindungen* besitzt, ist sie *gesättigt*.
Wenn eine Fettsäure *eine Doppelbindung* hat, ist sie *ungesättigt*.
Wenn eine Fettsäure *zwei oder mehrere Doppelbindungen* hat, ist sie *mehrfach ungesättigt*.

In Abbildung 1 ist eine mehrfach ungesättigte Fettsäure, die Linolsäure, schematisch dargestellt:

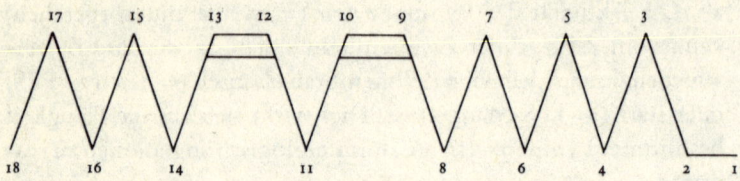

Abb. 1: Linolsäure. Sie besteht aus einer Kette mit 18 Kohlenstoffatomen und zwei Doppelbindungen.

Gesättigte Fette
Über den Daumen gepeilt, kann man gesättigte Fette wie folgt charakterisieren:

Sie sind fest und hart bei Zimmertemperatur (wie Butter).
Es sind tierische Fette (zum Beispiel in Fleisch und in Molkereiprodukten).
Sie brauchen nicht mit der Nahrung zugeführt zu werden, da der Organismus die meisten selbst synthetisieren kann.

Ungesättigte und mehrfach ungesättigte Fette
Normalerweise haben sie folgende Eigenschaften:

Sie sind flüssig oder weich (zum Beispiel Pflanzenöl, Samenöl und Fischöl).
Meist stammen sie von Fisch, Gemüse, Samen, Innereien.
Sie müssen mit der Nahrung zugeführt werden, da der Körper sie nicht in ausreichenden Mengen selbst bilden kann.

26

Bei einer Aufstellung der Nahrungsmittel, die reich an ungesättigten und mehrfach ungesättigten Fetten sind (das ist das gleiche wie essentielle Fettsäuren), müssen folgende genannt werden: Sonnenblumenkernöl, Färberdistelöl, Leber, Nieren, Herz, Hirn, Bries, Wild, mageres Fleisch, dunkelgrüne Blattgemüse, Getreidekeime, Schalentiere, Fisch.

Anmerkung: Die pflanzlichen Öle Palmöl und Kokosöl sind beide gesättigt! Außerdem verlieren ungesättigte Pflanzenöle und Samenöle ihre Doppelbindungen und ihre typischen Eigenschaften, wenn sie erhitzt werden, und werden zu gesättigten Fetten (Einfachbindungen). Beim Kochen wird das Öl dem Luftsauerstoff ausgesetzt und oxydiert, dabei büßt es seine guten biologischen Eigenschaften ein.

Je höher die Temperatur, desto schneller läuft die Oxidation ab. Als Richtlinie kann man sich merken, daß Öl zu heiß ist, sobald es zu rauchen beginnt. Mäßig heißes Öl unterhalb der Rauchtemperatur kann unbedenklich zum Kochen verwendet werden. Benutzen Sie kalt gepreßte Öle, da diese noch die natürlichen Antioxidanten enthalten.

Öl darf nicht mehrfach zum Kochen verwendet werden, da es bei jedem neuen Erhitzen stärker oxidiert und gesättigt wird. Am gesündesten sind Pflanzen- und Samenöle, wenn man sie unerhitzt in Salatdressings genießt.

Die Gruppen der essentiellen Fettsäuren

Es gibt zwei Gruppen essentieller Fettsäuren. Beide sind für die diätetische Behandlung der MS sehr wichtig. Zur ersten Gruppe gehört die *Linolsäure* mit ihren Derivaten (= Abkömmlinge). Genau genommen bezeichnen die Biochemiker diese Familie als Omega-6-Gruppe, und die Linolsäure ist das Oberhaupt der Familie. Die zweite Familie ist die *alpha-Linolensäure* mit ihren Derivaten. Biochemiker zählen sie zur Omega-3-Gruppe, deren Oberhaupt die alpha-Linolensäure ist.

Wenn man Nahrungsmittel zu sich nimmt, die diese Fettsäuren enthalten, bildet der Organismus daraus Fettsäuren mit längeren

Ketten und mehr Doppelbindungen. Diese längerkettigen, unge-
sättigteren Fettsäuren sind biologisch aktiver als die Ausgangssub-
stanzen Linolsäure und alpha-Linolensäure, und nur diese längerkettigen Fettsäuren werden vom Gehirn verwertet.

Nahrungsmittel, die reich sind an Fetten der Linolsäure-Gruppe:
Sonnenblumenkernöl, Färberdistelöl, Maisöl, Öl aus Nachtkerzensamen, Leber, Nieren, Hirn, Bries, mageres Fleisch, Hülsenfrüchte.

Nahrungsmittel, die reich sind an Fetten der alpha-Linolensäure-Gruppe:
Grüne Gemüse, Fisch (speziell fette Fische wie Makrele und Hering), Schalentiere, Fischlebertran, Leinsamen, bestimmte Hülsenfrüchte.

Die Synthese

Durch einen komplizierten biochemischen Prozeß werden die beiden essentiellen Fettsäuregruppen in ihre Derivate umgebaut. Linolsäure wird zu *Arachidonsäure*, alpha-Linolensäure wird zu *Doco-
sahexaensäure* (die auch *Cervonsäure* genannt wird).
    Die einzelnen Schritte beim Umbau der Linolsäure zu Arachi-
donsäure sind nebenstehend stark vereinfacht dargestellt.

Jenseits des dritten Schrittes
Arachidonsäure kann weiter zu komplizierteren, längeren Ketten
ungesättigter Fettsäuren umgewandelt werden, die für die Struktur
des Nervensystems wesentlich sind.

Arachidonsäure
Sie ist eine der wichtigsten und wirksamsten essentiellen Fettsäuren.
Sie spielt eine entscheidende Rolle beim Aufbau gesunder Zellen
und ist an der Bildung der Prostaglandine beteiligt. Im Organismus
kann sie auch an der Regulation des Immunsystems mitwirken.
    Arachidonsäure findet sich in geringen Mengen in manchen
Nahrungsmitteln (zum Beispiel in Leber), aber zum größten Teil
muß sie im Körper gebildet werden. Wenn dieser Syntheseprozeß
gestört ist, was bei der MS der Fall sein könnte, muß man das
Problem auf andere Weise zu lösen versuchen.

Linolsäure
18 Kohlenstoffatome
2 Doppelbindungen

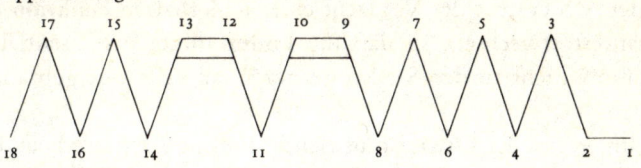

gamma-Linolensäure
18 Kohlenstoffatome
3 Doppelbindungen

1. SCHRITT

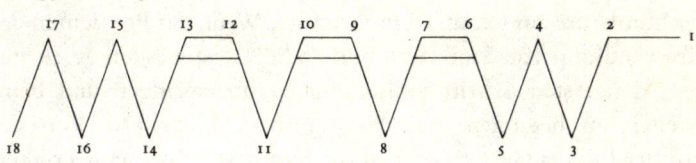

Dihomo-gamma-Linolensäure
20 Kohlenstoffatome
3 Doppelbindungen

2. SCHRITT

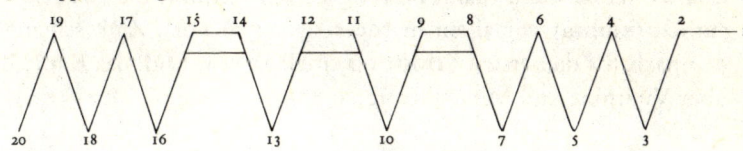

Arachidonsäure
20 Kohlenstoffatome
4 Doppelbindungen

3. SCHRITT

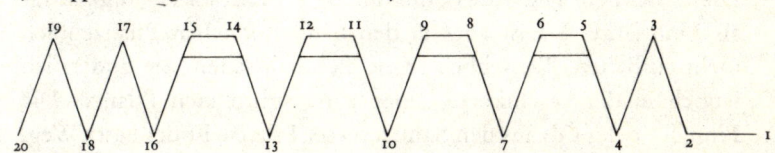

Abb. 2: Die Hauptstufen der Umwandlung von Linolsäure zu Arachidonsäure

Bei der MS besteht der Verdacht einer fehlerhaften Funktion des Fettsäurestoffwechsels, so daß die Endprodukte der essentiellen Fettsäuren nicht zu den Stellen gelangen, an denen sie gebraucht werden.

Selbst wenn der Organismus richtig funktioniert, wird ein Teil der Linolsäure nie zu Arachidonsäure umgewandelt. Sie wird unterwegs als Energie verbraucht.

In jedem Fall scheint das Problem der erste Schritt zu sein – von der Linolsäure zur gamma-Linolensäure. Wenn das Problem in der Umwandlung von Stufe 1 zu Stufe 2 liegt, wäre es am gescheitesten, den ersten Schritt vollständig zu überspringen und beim zweiten zu beginnen, bei der gamma-Linolensäure. Von der gamma-Linolensäure an scheint die Synthese keine Schwierigkeiten zu bereiten.

Untersuchungen haben allerdings gezeigt, daß der erste Schritt leichter wird, wenn man Nahrung zu sich nimmt, die *viel Zink* enthält (kommt vor allem in Meeresfrüchten vor). Zink scheint demnach für den ersten Schritt essentiell zu sein (vgl. das Kapitel über Vitamine und Mineralstoffe, S. 87).

gamma-Linolensäure

Diese essentielle Fettsäure ist um fünfzig Prozent stärker ungesättigt als Linolsäure. Sie ist aber in den handelsüblichen Pflanzenölen nicht enthalten. Tatsächlich ist sie ziemlich selten. Sie findet sich jedoch in der Nachtkerze, einer sehr verbreiteten Pflanze. Die Einnahme des Öls aus den Samen dieser Pflanze ist der beste Weg, um zu gewährleisten, daß die späteren Stufen des biochemischen Umwandlungsprozesses im Körper richtig ablaufen (vgl. das Kapitel über Nachtkerzenöl, S. 36).

Die Nachtkerze

Diese Pflanze wird bis zu 1,80 m hoch. Sie besitzt primelähnliche gelbe Blütenblätter, die sich nur abends öffnen, so daß die Blüte

Erste Stadien des Wachstums

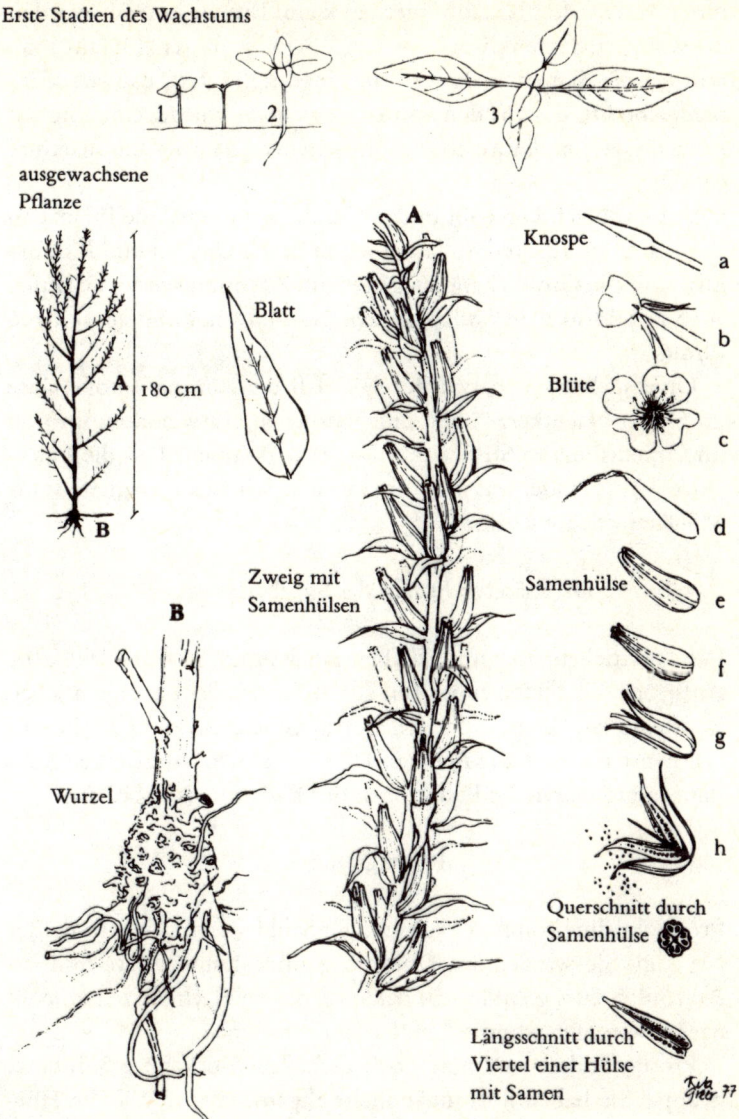

ausgewachsene
Pflanze

Blatt

A 180 cm

B

B

Wurzel

A

Zweig mit
Samenhülsen

Knospe
a

b

Blüte
c

d

Samenhülse
e

f

g

h

Querschnitt durch
Samenhülse

Längsschnitt durch
Viertel einer Hülse
mit Samen

Abb. 3: Die Nachtkerze (Oenothera biennis). 1–3 Junge Pflanzen mit 2, 4 und 6 Blättern. a–h Entwicklungsstadien von Blüte, Samenhülsen und Samen (mit freundlicher Genehmigung von Rita Greer).

durch Nachtfalter bestäubt werden kann. Bis vor kurzem wurden die winzigen Samenkörner nur von Vögeln gefressen. Im Jahr 1949 wurden die Samen analysiert, und man stellte fest, daß das klare blaßgelbe Öl, das aus den Samen gewonnen wurde, einen hohen Prozentsatz Linolsäure sowie die seltenere gamma-Linolensäure enthält.

Seit das Nachtkerzenöl in den Handel kam, wird die Pflanze in Europa, in Nord- und Südamerika, in Israel, Ungarn und Kalifornien sowie in Großbritannien angebaut. Züchtungsversuche laufen auch in Südspanien, Südaustralien, Neusüdwales und an anderen Orten.

Untersuchungen haben gezeigt, daß die gamma-Linolensäure im Öl der Nachtkerze beim biochemischen Umwandlungsprozeß im Organismus ab Stufe 2 (s. Abb. 2) wirksamer ist als die Linolsäure. Und gerade, was sich vom zweiten Schritt an ereignet, ist für MS-Kranke so wichtig.

Die späteren Stufen des Syntheseprozesses

Die essentiellen Fettsäuren haben im Körper zwei verschiedene Aufgaben. Sie bilden einen Teil der Struktur oder der eigentlichen Bausteine, aus denen die Zellen zusammengesetzt sind, aber sie synthetisieren auch die *Prostaglandine*. Diese sehr kurzlebigen Substanzen regulieren die Funktionen der Bausteine (s. Abb. 4).

Prostaglandine

Prostaglandine könnten vielleicht der Schlüssel zum Geheimnis der MS sein. Sie werden aus Dihomo-gamma-Linolensäure und aus Arachidonsäure gebildet, die beide aus der im Nachtkerzensamenöl nachgewiesenen gamma-Linolensäure entstehen.

Prostaglandine sind eine noch nicht lange bekannte Substanzgruppe. Sie haben hormonähnliche Eigenschaften. Wie die Hormone wirken sie als regulierende Substanzen und als Boten. Anders als die Hormone, die normalerweise in Drüsen gebildet werden, stammen die Prostaglandine nicht aus Drüsen. Sie werden an Ort und Stelle gebildet, wo und wann sie gebraucht werden. Sie werden auf der Stelle verstoffwechselt und sehr rasch verwertet.

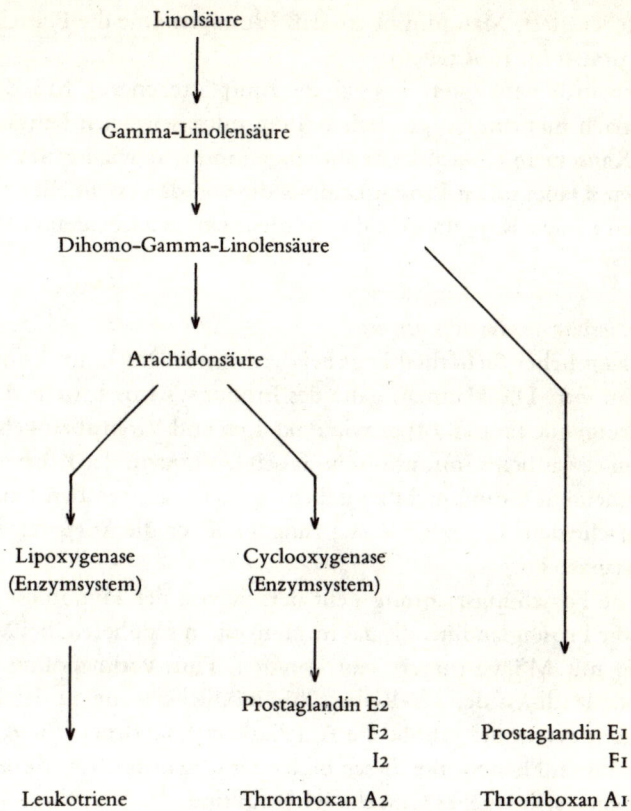

Abb. 4: Der biochemische Umwandlungsprozeß (vereinfacht)

Prostaglandine und Multiple Sklerose

Prostaglandine haben bei der MS zwei besonders wichtige Funktionen zu erfüllen: die Aggregation der Blutplättchen und die Regulation des Immunsystems.

Blutplättchenaggregation
Die Blutplättchen (Thrombozyten) sind sehr kleine Formbestandteile des Blutes. Sie spielen eine Rolle bei der Blutgerinnung. Bei der MS findet nachweislich eine anormale »Verklumpung« der

Plättchen statt. Man nimmt an, daß Prostaglandine die Plättchen-
funktionen im Blut regeln.

Es wurde behauptet, daß sich die Blutplättchen von MS-Kranken nach mehrmonatiger Behandlung mit essentiellen Fettsäuren
(als Kapseln mit Nachtkerzenöl eingenommen) wieder normalisierten. Dabei sollen Prostaglandine, die von den essentiellen Fettsäuren in den Kapseln gebildet werden, eine entscheidende Rolle
spielen.

Regulierung des Immunsystems

Mit ziemlicher Sicherheit liegt bei der MS ein Defekt im Immunsystem vor. Die Hauptaufgabe des Immunsystems besteht darin,
eindringende Fremdkörper wie Bakterien und Viren abzuwehren.
Wenn etwas beim Immunsystem falsch läuft, kann der Körper aus
irgendeinem Grund nicht zwischen eigenen und fremden Dingen
unterscheiden. In seiner Verwirrung greift er die körpereigenen
Substanzen an.

Eine Forschungsrichtung geht derzeit von der Hypothese aus,
daß die Prostaglandine, die das Immunsystem regulieren, bei Menschen mit MS verringert sein könnten. Eine Verknappung von
Prostaglandinen der 1er-Reihe führt möglicherweise zu defekten
Lymphozyten und erhöht die Anfälligkeit des Körpers für Auto-
immunkrankheiten. Bei diesen bildet der Organismus Antikörper,
die gegen sein eigenes Gewebe wirksam sind.

Prostaglandine (1er-Reihe) können von entscheidender Bedeutung sein bei der Regulation der Funktion sogenannter T-Lympho-
zyten (weiße Blutkörperchen) und T-Suppressorzellen. T-Suppressorzellen verhindern, daß der Körper sich selbst angreift.
Untersuchungen haben ergeben, daß der Gehalt an T-Suppressorzellen bei MS-Kranken während eines Schubs sehr niedrig ist.

Bekanntlich haben Prostaglandine die Eigenschaft, Lymphozyten zu schwächen, die das ZNS anzugreifen vermögen.

Neue Forschungsergebnisse über MS und essentielle Fettsäuren

In den letzten Jahren hat es eine Fülle wissenschaftlicher Untersuchungen gegeben, in denen die Wirkungen essentieller Fettsäuren
auf Patienten mit MS geprüft wurden.

Ein Doppelblindversuch von Millar und Mitarbeitern im Jahr 1973 zeigte, daß Sonnenblumenöl bei MS-Patienten sowohl die Anzahl als auch die Schwere der Schübe herabsetzte und die Fettsäurezusammensetzung des Blutes signifikant veränderte.

In den späten siebziger Jahren führte Prof. E. J. Field in Newcastle einige Versuche durch, um festzustellen, welchen Einfluß Linolsäure auf die Lymphozyten von MS-Kranken hatte. Die Lymphozyten sind die weißen Blutkörperchen des lymphatischen Systems. Bei der MS hat sich gezeigt, daß sie tatsächlich das Gehirn angreifen. Das gehört zu der Autoimmunreaktion bei MS. In den Versuchen von Prof. Field stellte sich heraus, daß Linolsäure die Eigenschaft hat, bei MS-Kranken die Lymphozyten drastisch zu hemmen. Sie dämpfte also die Lymphozytenaktivität, und man nahm an, daß dies sie hinderte, die Markscheiden (Myelin) anzugreifen.

In späteren Versuchen wurde die Linolsäure durch gamma-Linolensäure ersetzt. Die Ergebnisse bewiesen, daß diese höher ungesättigte Fettsäure der Linolsäure überlegen ist (in diesem Fall wurden Naudicelle-Kapseln mit Nachtkerzenöl verwendet).

Etwa zur gleichen Zeit erforschten Dr. Michael Crawford und Dr. Ahmed Hassam an den Nuffield Laboratories, London, die gamma-Linolensäure. Sie verabreichten Patienten mit MS gamma-Linolensäure (als Kapseln mit Öl aus Nachtkerzensamen) und prüften, wie sie auf die roten Blutkörperchen wirkt. Bei Multipler Sklerose weisen diese Blutzellen nicht nur einen Mangel an essentiellen Fettsäuren auf, sondern sie sind auch anormal groß und kaum imstande, die Flüssigkeitspassage durch Zellmembranen zu steuern. Nach ungefähr 8- bis 10monatiger Behandlung mit gamma-Linolensäure normalisierten sich die roten Blutkörperchen in jeder Hinsicht.

Aus diesen und anderen Prüfungen ergibt sich, daß gamma-Linolensäure alle anormalen Zellmembranen zu verändern vermag. Das gleiche gilt auch für Myelin. Der Zustand kann sich in weniger als einem Jahr wieder normalisieren. Es spricht viel dafür, daß eine ergänzende diätetische Zufuhr von gamma-Linolensäure, eingenommen als Kapseln mit Nachtkerzenöl, die Zusammensetzung der essentiellen Fettsäuren bei MS-Kranken normalisiert und überdies ihren Zustand stabilisieren kann.

Das Öl der Nachtkerze

Das Öl aus den Samen der Nachtkerze ist ein so wichtiger Teil im Behandlungsprogramm der MS, daß es ein eigenes Kapitel verdient.

gamma-Linolensäure

Die gamma-Linolensäure ist der entscheidende »zweite Schritt« im biochemischen Umwandlungsprozeß (Abb. 3). Wegen der Unfähigkeit, Linolsäure im Organismus zu gamma-Linolensäure umzuwandeln, ist es für Menschen mit Multipler Sklerose besonders wichtig, daß sie diese einnehmen. Gamma-Linolensäure ist beim Umwandlungsprozeß zu Arachidonsäure wesentlich stärker als Linolsäure. Somit ist sie viel wirkungsvoller als die Einnahme von Sonnenblumenöl oder Färberdistelöl, die Linolsäure enthalten.

Gamma-Linolensäure kommt weder in Sonnenblumenöl noch in Distelöl vor. Tatsächlich ist die einzige handelsübliche Form das Öl aus der Nachtkerze.

Tab. 1. Vergleich von Nachtkerzenöl mit Sonnenblumenöl und Färberdistelöl

Fettsäure-Bestandteile	Nachtkerze Gehalt in %	Sonnenblume Gehalt in %	Färberdistel Gehalt in %
gamma-Linolensäure	7–8	0	0
Linolsäure	72	60	70
Palmitinsäure	6	8	8
Stearinsäure	2	4	2
Ölsäure	11	26	16

Insgesamt enthält Nachtkerzenöl einen höheren Anteil essentieller Fettsäuren. Die ungefähren Werte sind:

Nachtkerze   80%
Färberdistel   70%
Sonnenblume   60%

Das Öl der Nachtkerze in Kapselform ist wesentlich angenehmer einzunehmen als die unverkapselten Samenöle.

Bezugsquellen für Nachtkerzenöl-Kapseln

In England wird Nachtkerzenöl in Kapselform hergestellt und in Apotheken und Gesundheitsläden angeboten von:

EFAMOL
Britannia Pharmaceuticals Ltd.
Lonsdale House
7–1 High Street
REIGATE
Surrey, England
Tel.: 0044 Reigate 22256

In der Bundesrepublik Deutschland wird das Produkt dieser Firma als *Efamol 500* vertrieben durch
Chemiewerk Homburg, 6 Frankfurt/Main
Es ist als Diätetikum in Apotheken erhältlich.

Toxizitätsprüfungen

Das Öl der Nachtkerze wurde umfassenden Toxizitätstests nach den Standards des Britischen Pharmazeutischen Ausschusses für die Prüfung und die Sicherheit von Arzneimitteln unterzogen. Die britische Arzneimittelbehörde hat die Produktionsgenehmigung erteilt.

Trotz äußerster Bemühungen sind die Ölkapseln in England nicht beim (kostenlosen) staatlichen Gesundheitsamt erhältlich. Die englische Gesundheitsbehörde hat das Nachtkerzenöl in Kapselform als diätetisches Lebensmittel eingestuft. Es gilt als unwahrscheinlich, daß in naher Zukunft eine Zulassung als Arzneimittel erteilt wird. Natürlich kann niemand Sie hindern, die Kapseln auf eigene Rechnung zu kaufen.

Wie werden die Nachtkerzenöl-Kapseln eingenommen?

Die derzeit empfohlene Tagesdosis beträgt sechs Kapseln. Sie werden vor oder zu den Mahlzeiten in zwei oder drei Einzelgaben genommen. Schlucken Sie die Kapseln mit Wasser. Nur ganz selten wird über Nebenwirkungen geklagt. Gelegentlich wurden Durchfälle beobachtet. Für Leute mit Stuhlverstopfung ist das aber nur vorteilhaft. Wenn Sie zu Beginn der Kapseleinnahme Probleme mit Durchfall haben sollten, fangen Sie am besten mit zwei Kapseln als Tagesdosis an und bauen die erwünschte Dosis allmählich bis auf sechs Kapseln auf, so daß Ihr Organismus sich daran gewöhnt.

Hier ist anzumerken, daß die Dosis von sechs Kapseln Nachtkerzenöl täglich nicht genügend essentielle Fettsäuren zuführt. Sie sollten also als diätetische Ergänzung einer Ernährung eingenommen werden, die reichlich essentielle Fettsäuren enthält.

Was muß außer den Nachtkerzenöl-Kapseln
noch zugeführt werden?

Um optimal zu wirken, sollten die Nachtkerzenöl-Kapseln zusammen mit folgenden Vitaminen und Mineralstoffen eingenommen werden (vgl. das Kapitel über Vitamine und Mineralstoffe, S. 87):

Vitamin E. Es ist unentbehrlich, um die Oxidation ungesättigter Fette in die gefährlichen Peroxide zu verhindern. Es stabilisiert außerdem die essentiellen Fettsäuren in dem Öl.
Vitamin C. Wirkt ebenfalls der Oxidation entgegen und fördert den Umwandlungsprozeß von Dihomo-gamma-Linolensäure zu Prostaglandinen.
Vitamin B_6. Notwendig für die ersten Stufen beim biochemischen Umwandlungsprozeß der essentiellen Fettsäuren.
Vitamin B_3. Ebenfalls unerläßlich für den biochemischen Umwandlungsprozeß.
Zink. Unentbehrlich beim gleichen Vorgang.

Anmerkung: Wenn essentielle Fettsäuren ohne Vitamin E eingenommen werden, können sie in Peroxide und andere Substanzen abgebaut werden, die unter Umständen hochgiftig sind. Diese Substanzen können eine Demyelinierung (Entmarkung) herbeiführen. Den Präparaten Efamol und Naudicelle ist bereits vorsorglich Vitamin E zugesetzt worden. Daher können Sie diese unbedenklich nehmen.

Nahrungsmittel, die Sie nicht mit Nachtkerzenöl-Kapseln
essen sollen

Meiden Sie alle Nahrungsmittel, die reich an gesättigten Fettsäuren sind: fettes Fleisch, Vollmilch, Butter, Käse, Sahne, Kuchen und Kekse, mit Palmöl oder Kokosöl hergestellte Industrieprodukte. Nahrungsmittel, die viel gesättigte Fettsäuren enthalten, machen die Wirkung der Kapseln zunichte. Ein Überschuß an gesättigten Fetten in der Ernährung konkurriert mit den essentiellen Fettsäuren und verschlimmert die Folgen eines EFS-Mangels.

Wenn Sie nicht vermeiden können, bei einer Mahlzeit tierische Fette zu sich zu nehmen, etwa bei einer Einladung zum Abendessen, schlucken Sie nach dem Essen zwei Kapseln Nachtkerzenöl.

Berichte über Besserungen

Im Jahr 1979 wurde eine Meinungsumfrage bei MS-Kranken durchgeführt, die Naudicelle-Öl als diätetische Ergänzung einnahmen. An der Umfrage beteiligten sich 480 MS-Kranke. Von ihnen meinten 65%, daß eine gewisse Besserung ihres Zustandes eingetreten sei. Von diesen wiederum behaupteten 43%, daß sich ihr Zustand stabilisiert habe – es ging ihnen nicht besser, aber auch nicht schlechter. 22% sagten, ihre Attacken seien nun seltener und weniger schwer. 20% gaben an, daß bestimmte Symptome gebessert seien. 3% berichteten, daß ihr Allgemeinzustand gebessert sei. 2% hatten weitere günstige Nebenwirkungen festgestellt. Die gesamten Ergebnisse sehen folgendermaßen aus:

Mäßige Besserung	65%
Zustand unverändert	22%
Verschlechtert	10%
Weiß nicht	3%

Gebesserte Symptome

In der Gruppe »mäßige Besserung« gaben die Patienten folgende günstige Wirkungen an:

größere Beweglichkeit
verbesserte Gehfähigkeit
verminderter Spasmus oder Tremor
verbesserte Blasenfunktion
verbessertes Sehvermögen
besserer Zustand von Haut und Haaren
keine Verstopfung mehr
bessere Wundheilung

Normalisierung des Körpergewichts
Normalisierung schwerer Krankheitsbilder

Anmerkung: In der Gruppe der »gebesserten« Fälle befanden sich wesentlich mehr MS-Patienten, bei denen die Diagnose erst in den vergangenen vier Jahren gestellt worden war.

Die ARMS-Umfrage

Die Selbsthilfeorganisation ARMS verteilte 1977 an alle Mitglieder einen Fragebogen um herauszufinden, welche Wirkung Naudicelle-Öl bei ihnen hatte. Sie wurden auch aufgefordert, ihren Hausarzt zu fragen, wie er ihren Zustand beurteilte, seit sie diese Kapseln einnahmen. Die Auswertung der 177 ausgefüllt zurückgesandten Fragebogen brachte folgende Ergebnisse:

gebessert	127
unverändert	33
schlechter	17

Bei den 127 gebesserten Fällen wurde die subjektive Feststellung in 59 Fällen durch das Zeugnis des Arztes bestätigt. Allerdings hatten nicht alle, die den Fragebogen ausfüllten, auch ihren Hausarzt damit aufgesucht.

Obwohl diese Umfrage kein wissenschaftliches Gewicht hat und alle Antworten sich nur auf den subjektiven Eindruck des MS-Kranken stützen, der den Fragebogen ausfüllte, sind die Ergebnisse dennoch äußerst ermutigend.

Dauer der Kapseleinnahme
Die Mitglieder von ARMS wurden auch gefragt, wie lange sie Naudicelle-Kapseln genommen hatten. Aus den Antworten geht hervor, daß die Besserungsquote anstieg, wenn die Patienten die Kapseln länger als vier Monate geschluckt hatten. Die günstigen Ergebnisse verteilen sich wie folgt:

Einnahme weniger als 4 Monate	35%
Einnahme 4 Monate bis 1 Jahr	73%
1 bis 2 Jahre	73%
2 bis 3 Jahre	82%

Zur Zeit der Befragung hatten nur wenige Mitglieder von ARMS Naudicelle länger als drei Jahre eingenommen.

Diät

Aus 141 der zurückgeschickten Fragebogen ging hervor, daß die Absender auch eine Diät befolgten. Die Ergebnisse zeigen, daß die Patienten, die ihre Ernährungsweise in irgendeiner Form kontrollierten, nach Naudicelle-Kapseln häufiger günstige Ergebnisse beobachteten als die Patienten, die keine Diät einhielten.

Weitere Untersuchungen über Nachtkerzenöl

Andere Untersuchungen haben leider nicht so ermutigende Ergebnisse gezeigt. Eine andere Studie zum Beispiel ergab:

Bei 15 bis 20% war die Besserung beträchtlich.
Bei 15 bis 20% war sie geringfügig.
Bei 60 bis 70% zeigte sich keinerlei Wirkung.

Wie können Sie feststellen, ob Sie zu den Glücklichen gehören, denen durchgreifend geholfen werden kann? Die einzige Möglichkeit besteht darin, es selbst auszuprobieren und sich zu beobachten. Aber Sie müssen Geduld haben. Es dauert ungefähr sechs bis zwölf Wochen, bis die roten Blutkörperchen eine Veränderung zeigen, und wahrscheinlich noch einige Monate länger, bis Sie wirklich eine echte Besserung bemerken. Geben Sie daher nicht gleich auf, wenn sich nicht sofort etwas ändert. Sie müssen geduldig sein.

Um der Redlichkeit willen muß ich hinzufügen, daß es andere Versuche gibt, bei denen Naudicelle-Öl keine eindeutigen günstigen Wirkungen bei MS-Patienten zeigte. Allerdings weisen Kritiker dieser Versuche darauf hin, daß die Ernährungsweise der Patienten dabei nicht untersucht wurde. Bekanntlich hemmt eine an tierischen Fetten reiche Ernährung die Wirkung dieser Kapseln, und niemand hatte die Patienten gehindert, nach ihrem Belieben zu essen.

Naudicelle wurde außerdem ursprünglich in Kapseln verkauft, die mit einem auffälligen schwarzen oder orangefarbenen Überzug versehen waren. Inzwischen wurde festgestellt, daß diese Farbstoffe die Verwertung des Öls hemmen.

Jetzt werden Naudicelle und Efamol in einer durchsichtigen, löslichen Gelatinekapsel angeboten, die den Umwandlungsprozeß nicht beeinflußt.

Anmerkung: All diese Versuche fanden statt, bevor Efamol im Handel war. Die Ergebnisse mit Naudicelle treffen aber auch für Efamol zu.

Bewertung

Schriftliche Zeugnisse über Naudicelle sind in großer Zahl bei Joe Osborne eingegangen. Er hat viele davon in seinem Buch *A Guide To The Management of Multiple Sclerosis: Naudicelle, Dietary, Exercise* (s. Literaturverzeichnis) zusammengetragen.

Auf dem Umschlag von Osbornes Buch sind die alten orangeschwarzen Kapseln abgebildet. Naudicelle-Kapseln sehen nicht mehr so aus. Außerdem ist seit Erscheinen seines Buchs Efamol in den Handel gekommen.

Hinweis: In England gibt es Efamol in zwei Stärken: Efamol 250 mit 250 mg Nachtkerzenöl, 200 mg Sonnenblumenöl und 50 mg Leinöl. Efamol 500 enthält 500 mg Nachtkerzenöl. Diese Form ist auch in der Bundesrepublik Deutschland erhältlich.

Inzwischen gibt es in England und bald auch in der Bundesrepublik Deutschland Naudicelle Plus. Es enthält Öl aus Meerestieren und Nachtkerzenöl und liefert somit zwei biologisch aktive essentielle Fettsäuren.

Diät

Ahaa

Einige spannende Detektivarbeit wurde geleistet, um einen möglichen Zusammenhang zwischen geographischen Gebieten und MS aufzudecken. Die Wissenschaftler bezeichnen das als Epidemiologie. Generell geht aus den Studien hervor, daß die Multiple Sklerose dort am häufigsten vorkommt, wo die Menschen eine Menge tierischer Fette essen, und am seltensten dort, wo sie es nicht tun.

Außerdem nimmt die MS zu, wenn eine entsprechende Veränderung der Ernährungsweise erfolgt. Der sehr hohe Lebensstandard im Westen hat zur Folge gehabt, daß die meisten Menschen mehr Fleisch, Butter, Käse und andere Milchprodukte sowie mehr behandelte, raffinierte und konservierte Produkte essen. In den letzten sechzig Jahren hat es einen starken Anstieg beim Verbrauch behandelter und gehärteter Pflanzenöle, wie zum Beispiel harter Margarine, gegeben.

Die Bier-Butter-Länder

Wenn Sie eine Weltkarte betrachten, können Sie feststellen, daß sich die geographische Verteilung der MS weitgehend mit Gebieten deckt, in denen eine »Bier-Butter-Kultur« herrscht. Dies sind die Länder oder Teile von Ländern, in denen die Nahrung einen hohen Anteil tierischer Fette aufweist. Zu diesen Gebieten gehören die Britischen Inseln, Skandinavien, Holland, Belgien, Deutschland, Nordfrankreich, die nördliche Schweiz, die USA, Kanada, Australien und Neuseeland.

Die Tatsache, daß in diesen Ländern gerne Bier getrunken wird, hängt wahrscheinlich mehr mit der Kultur als unmittelbar mit der MS zusammen.

Die Wein-Öl-Länder

In den Ländern, in denen die Nahrung weniger tierische Fette und mehr pflanzliche Öle sowie Fisch enthält, kommt die MS seltener vor. Zu diesen Ländern gehören Spanien, Italien, Südfrankreich, die südliche Schweiz, Griechenland, Teile des Mittleren Ostens und Nordafrika.

Die Verteilung der MS innerhalb eines Landes

Es gab einige sehr interessante Studien, in denen die geographische Verteilung der MS innerhalb einzelner Länder untersucht wurde. Am aufschlußreichsten waren Vergleiche zwischen den Orkneys und den Shetland-Inseln mit den Färöer-Inseln vor der schottischen Küste, zwischen nördlicher und südlicher Schweiz sowie zwischen der norwegischen Küste und dem Hinterland.

Aus allen drei Studien ergaben sich ähnliche Erkenntnisse: Die MS war häufiger in Gebieten mit Milchwirtschaft, wo die Menschen reichlich tierische Fette genießen, und seltener dort, wo die Bevölkerung weniger tierische Produkte und mehr Fisch ißt.

Im norwegischen Binnenland zum Beispiel, wo Milchwirtschaft betrieben wird, gab es viermal so viele MS-Fälle wie an der Küste, wo sehr viel Fisch gegessen wird.

Dies sind lediglich Anhaltspunkte. Niemand hat in einem wissenschaftlichen Versuch bewiesen, daß diese Faktoren bei MS entscheidend sind. Ernährungswissenschaftler haben diese Befunde jedoch auffällig genug gefunden, um sie als Ausgangspunkt für eine diätetische Behandlung der MS zu nutzen.

Die Beziehungen zwischen Fetten und MS

Ganz abgesehen von den geographischen Anhaltspunkten gibt es eine Reihe von Studien, die einen Zusammenhang zwischen MS und Fetten erkannten. Es wurde wissenschaftlich nachgewiesen, daß bei Menschen mit MS die Fähigkeit, Fette zu verwerten, offenbar irgendwie beeinträchtigt ist. Ihnen fehlen essentielle Fettsäuren, und die biochemischen Umwandlungsprozesse im Organismus funktionieren nicht richtig, wenn manche Nahrungsmittel in die verschiedenen, vom Nervensystem benötigten Endprodukte abgebaut werden sollen.

In weiteren Studien wurde gezeigt, daß Menschen mit MS Speisen, die viel tierisches Fett enthalten, schlecht vertragen. Untersuchungen haben ergeben, daß sich die roten Blutkörperchen nach einer fettreichen Mahlzeit zusammenklumpen. Wenn das geschieht, verlangsamt sich der Kreislauf, und die Versorgung der Gewebe mit Sauerstoff wird geringer. Das schadet dem Gehirn, dem Herzen und anderen Organen.

Einer anderen Theorie zufolge sollen MS-Patienten nicht die Fähigkeit besitzen, große Mengen gesättigter Fettsäuren zu verstoffwechseln.

Die geographische Verbreitung der MS und ihre Beziehung zur Ernährung sowie die Erkenntnisse der Wissenschaftler über die Aufgaben der essentiellen Fettsäuren bei MS bilden die Grundlage von zwei Spezialdiäten für MS-Kranke.

Die eine ist die »fettarme Diät nach Swank« und wurde vor über dreißig Jahren von dem amerikanischen Neurologen Prof. Roy Swank in Kanada zusammengestellt.

Die zweite Diät stammt von Dr. Michael Crawford, einem Biochemiker der Nuffield Laboratories für Vergleichende Medizin in London. Crawford forscht auf dem Gebiet der essentiellen Fettsäuren. Die von ihm empfohlene Diät wird in großem Umfang von den Mitgliedern der Selbsthilfeorganisation ARMS befolgt.

Die fettarme Diät nach Swank

Essentielle Öle (Liste s. unten) müssen in einer Menge von mindestens 20 g täglich (4 Teelöffel) zugeführt werden.
Fett in Fleisch, Geflügel, Leber und Eiern muß unter 15 g täglich (3 Teelöffel) bleiben.
Fetthaltige rote Fleischsorten dürfen höchstens zweimal in der Woche gegessen werden.
Vollständiger Verzicht auf alle Milchprodukte und alle behandelten Nahrungsmittel, die versteckte Fette enthalten (s. Liste).

Sie müssen täglich mindestens 4 Teelöffel essentielle Öle zu sich nehmen. Menschen, die arbeiten und sich viel bewegen, können die Zufuhr essentieller Öle auf 8 Teelöffel verdoppeln. Sehr aktive Menschen können 10 Teelöfffel nehmen.

Pflanzliche Öle
   Sonnenblumenkernöl
   Färberdistelöl
   Sojabohnenöl
   Maisöl
   Leinsamenöl

Anmerkung: Prof. Swank hat seine Diät entwickelt, bevor das Öl aus Nachtkerzensamen in den Handel gelangte. Sie können es aber unbedenklich dieser Liste zufügen.

Fischöle
   Dorschlebertran
   Thunfisch
   Lachs
   Sardinen
   Hering
   Makrele

Nüsse und Samen
   Sonnenblumenkerne
   Sesam
   Erdnüsse (und Erdnußbutter, sofern nicht gehärtet)
   Mandeln
   Cashew-Kerne

Gemüse
   Dunkelgrüne Blattgemüse, speziell Spinat, enthalten essentielle Fettsäuren der alpha-Linolensäuregruppe.

Nahrungsmittel, die in jeder Menge erlaubt sind

Diese Nahrungsmittel enthalten keine oder nur sehr wenig gesättigte Fette.

Hühnereiweiß
Alle Arten weiße Fische
Alle Arten von Schalentieren
Geflügelbrust ohne die Haut
Magermilch, Magermilchpulver, Buttermilch
Abgespülter magerer Hüttenkäse
Magerjoghurt
99 Prozent fettfreier Käse
Klare Suppen: Rindfleisch- oder Hühnerbrühe, Bouillon, Consommé
Vollkornbrot
Matzen
Vollkornflocken
Reis
Teigwaren
Maismehl
Alle Obstsorten frisch
Alle frischen Gemüse (im Dampfkochtopf zubereiten oder roh essen)
Tiefkühlgemüse oder Gemüsekonserven ohne Butter
Konfitüre und Marmelade
Honig
Zucker, Melasse, Zuckersirup, Ahornsirup
Gelee
Tee, Kaffee
Kohlensäurehaltige und alkoholische Getränke mit Maßen

Anmerkung: Als diese Diät zusammengestellt wurde, gab es in den USA keine weichen, mehrfach ungesättigten Margarinesorten. In England sind jedoch viele Sorten Softmargarine erhältlich, die man dieser Liste unbesorgt hinzufügen kann. In der Bundesrepublik Deutschland finden Sie entsprechende Sorten u. a. in Reformhäusern (zum Beispiel iß fünf von Eden, Vitaquell).

In Maßen erlaubte Nahrungsmittel mit gesättigten Fetten

Von diesen Fetten dürfen Sie täglich höchstens drei Teelöffel essen. Der größte einzelne Fettlieferant in unserer Nahrung ist das Fleisch.

Tab. 2. Fettgehalt von Nahrungsmitteln

Nahrungsmittel	Menge, die 1 Teelöffel Fett entspricht
Eier	1 Stück
Hühnermägen	85 g
Hühnerleber	85 g
Kalbsherz, Rinderherz	85 g
Nieren von Schwein, Kalb, Lamm	85 g
Lammkeule	85 g
Leber von Rind, Kalb oder Schwein	85 g
Kalbszunge	85 g
Rindfleisch, mager	57 g
Huhn und Truthahn, dunkles Fleisch ohne Haut	57 g
Herz von Huhn und Puter	57 g
Herz vom Lamm	57 g
Schweineschinken, mager	57 g
Rinderniere	57 g
Lamm: Rippe, Lende, Schulter	57 g
Fasan ohne Haut	57 g
Schweinefleisch, mager	57 g
Kaninchen	57 g
Ochsenzunge	57 g
Kalbfleisch	57 g
Speck	28 g
Ente	28 g

Verbotene Nahrungsmittel

Milchprodukte
Vollmilch, Sahne, Butter, saure Sahne, Speiseeis, naturbelassene und behandelte Käsesorten, alle Milchersatzprodukte (sie enthalten oft Palmöl, ein gesättigtes Fett).

Fette und Öle
Alle harten Margarinesorten, Backfett, Schweineschmalz, Schokolade, Kokosbutter, Kokosnuß, Kokosöl und Palmöl.

Packungen mit verarbeiteten Nahrungsmitteln
Alle abgepackten handelsüblichen Mischungen für Kuchen, Kekse,
usw. Kartoffelchips, Party-Snacks.

Verarbeitetes Fleisch und Geflügel
Frühstücksfleisch, Salami, Frankfurter Würstchen, alle Schweins-
würste, Dosenfleischprodukte.

Konditorwaren
Alle industriell gefertigten Torten, Kuchen, Pasteten, Krapfen,
Kekse.

Konserven in Dosen
Mit Rahm zubereitete Gerichte (zum Beispiel Sahnesuppen),
Fleisch oder Milchprodukte.

Ergänzungen zur Ernährung

Vitamin E kann man in Kapseln, als Weizenkeime oder als
Weizenkeimöl einnehmen. Es wirkt der Oxidation entgegen.
1 Teelöffel Lebertran oder 6 bis 8 Lebertrankapseln täglich versorgen mit essentiellen Fettsäuren der alpha-Linolensäure-
gruppe.
1 Multivitamin- und Mineral-Kapsel täglich (s. Kapitel über
Vitamine und Mineralstoffe, S. 87).

Allgemeine Richtlinien für die fettarme Diät nach Swank

Essen Sie am besten frische Nahrungsmittel. Wenn Sie verarbeitete
Produkte in Dosen oder Packungen kaufen müssen, lesen Sie die
Etiketten genau. Wenn bei einem Produkt das verwendete Pflan-
zenöl nicht genau bezeichnet ist, kaufen Sie es nicht. Wiegen Sie das
Essen, nachdem es gekocht beziehungsweise zubereitet ist, und

nicht vorher. Verwenden Sie ausschließlich Vollkornprodukte (Vollmehl, Naturreis, Vollweizenspaghetti usw.).

Eiweißzufuhr
Obwohl diese Ernährungsweise nicht vegetarisch ist, sollte der Eiweißbedarf statt mit rotem Fleisch besser mit anderen Nahrungsmitteln gedeckt werden. Mindestens fünf Tage in der Woche sollten Sie Ihren Eiweißbedarf mit Eiern, Fisch, Meeresfrüchten, Hühnerfleisch (ohne Haut) oder Putenbrust decken. Fisch enthält soviel Eiweiß und Aminosäuren wie Fleisch und ist ein wichtiger Bestandteil dieser Diät.

Mengen
Die Fett- und Ölzufuhr sollte über den Tag verteilt werden. Essen Sie mindestens vier bis fünf etwa gleich große Mahlzeiten anstatt vieler Naschereien und einer schweren Mahlzeit am Ende des Tages.

Auswärts essen
Meiden Sie mit Sahne zubereitete Speisen, Bratensoßen und andere Soßen. Essen Sie keine fritierten Speisen, auch keine Chips (mehrfach erhitztes Öl enthält zunehmend mehr gesättigte Fette). Meiden Sie Butter und Sahne und damit zubereitete Speisen. Verzichten Sie auf süße Desserts außer frischen Obstsalat.

Chinesisches und japanisches Essen enthält im allgemeinen wenig gesättigte, aber viel ungesättigte Fette (mit Ausnahme von Rippenspeer, Ente und scharf gebratenen Gerichten).

Wenn Sie zu einem Abendessen eingeladen sind, verständigen Sie vernünftigerweise Ihre Gastgeber im voraus über Ihre Diät.

Alkohol
In geringen Mengen ist er erlaubt (vergleichen Sie aber bitte das Kapitel über Alkohol- und Nikotingenuß).

Ruhe
Prof. Swank empfiehlt, sich bei seiner fettarmen Diät unbedingt genügend Ruhe zu gönnen. Körperliche und geistige Überanstrengung sind zu meiden. Die Patienten werden angewiesen, tagsüber

mindestens eine Stunde zu ruhen, im Idealfall sich nach dem Mittagessen hinzulegen (s. Kapitel über die Müdigkeit, S. 108).

Anmerkung: Seit Prof. Swank sein Buch schrieb, nahm er bei seiner Diät einige geringfügige Änderungen vor. Inzwischen erlaubt er im ersten Jahr kein rotes Fleisch (Rind, Schwein oder Lamm). Danach gestattet er nur 100 g zweimal in der Woche. Er veröffentlicht regelmäßige Informationsbriefe über seine Diät. Sie können sie von der Universität Oregon, Health Science Center, Portland, Oregon 97201, USA, anfordern.

Erfolge der fettarmen Diät nach Swank

Prof. Swank berichtet über eine beachtliche Erfolgsquote. Er behauptet, daß sich die Krankheitsbilder bei 90 bis 95 % der Patienten, die seine Diät in frühen Stadien der MS begannen, als sie nur wenig oder nicht ersichtlich behindert waren, innerhalb dreißig Jahren mit Diät nicht verschlechterten. Wer sich genauer über die fettarme Diät von Swank informieren möchte, kann das Buch von Prof. Roy L. Swank *The MS Diet Book,* das bei Doubleday in New York erschienen ist, über den Buchhandel bestellen, zweckmäßigerweise beim American Book Center, Reuterweg 80, 6000 Frankfurt/M., Telefon (0611) 55 65 63/55 28 16.

Bei Patienten, die im späteren Verlauf der Erkrankung mit endgültiger Behinderung die Diät anfingen, verschlechterte sich der Zustand weiter, aber langsamer als üblich. In wenigen Fällen stabilisierte sich der Zustand.

Swank sagt, daß seine Diät die aktive produktive Lebensphase verlängert. Seine Patienten wurden kräftiger und blieben energiegeladen und stabil, ohne daß ein neuer Schub auftrat. Zwar mochten alte Krankheitszeichen und Symptome noch vorhanden sein, aber neue entwickelten sich selten.

Patienten, die mit der Diät begannen, als sie bereits behindert waren, stellten ein zunehmendes Gefühl des Wohlbefindens fest. Die meisten Patienten litten seltener unter Kältegefühl und Magenverstimmungen und beobachteten eine Zunahme ihrer Energie. Die Häufigkeit der Schübe ging um 95 % zurück, und wenn sie auftraten, verliefen sie milde, schwächer und kürzer.

Prof. Swank stellte fest, daß Patienten unter der fettarmen Diät länger arbeitsfähig und gehfähig blieben. Nach zehn Jahren konnten ca. 50% der nicht diätetisch behandelten MS-Patienten, die anfangs noch gehen und arbeiten konnten, dies nicht mehr. Dagegen konnten von Patienten, die alle mit seiner fettarmen Diät gelebt hatten, nach zehn Jahren nur 25% nicht mehr gehen.

Auch die Sterblichkeit ist geringer. Von den Patienten ohne Diät starben bis zum Abschluß einer 15jährigen Studie 20 bis 28%. Von den MS-Patienten, die nach der Diät gelebt hatten, starben dagegen im gleichen Zeitraum nur 6%.

Nach einer 30jährigen Beobachtungszeit waren 63% der MS-Kranken, die keine Diät einhielten, gestorben, aber nur 18% der Patienten, die während der ganzen Zeit die fettarme Diät befolgt hatten.

Dies bedeutet: Der durchschnittliche Rückgang der Sterblichkeit bei MS-Kranken bei der fettarmen Diät um zwei Drittel bis drei Viertel geringer ist als die normale Sterblichkeit dieser Patienten.

Die Diät mit essentiellen Fettsäuren

Diese Diät wurde bei den Mitgliedern der Selbsthilfeorganisation ARMS in England als »Dr. Crawford Diät« bekannt. Dr. Michael Crawford von den Nuffield Laboratories of Comparative Medicine in London entwickelte nämlich diese diätetische Behandlung der MS. Er ist inzwischen im Behandlungskomitee der ARMS-Abteilung am Central Middlesex Hospital tätig und leitet die diätetische Behandlung der MS-Kranken, die dort Hilfe suchen. Sie bekommen dort diese Diät. Die Mitglieder unserer Selbsthilfeorganisation befolgen sie begeistert seit Jahren.

Der Grundgedanke der Crawford-Diät

Die Logik dieser Diät beruht teilweise auf der geographischen Verbreitung der MS (vgl. S. 45). MS ist selten in Gebieten, in denen die Bevölkerung Nahrungsmittel vorzieht, die reich an alpha-Linolensäure und ihren Derivaten sind, wie zum Beispiel Fisch.

Die Diät beruht außerdem auf der Vorstellung, daß Gehirne von MS-Kranken einen Mangel an essentiellen Fettsäuren aufweisen. Zu diesem strukturellen Mangel ist es wahrscheinlich bereits in sehr jungen Jahren gekommen, und die inadäquate Struktur der essentiellen Fettsäuren im Gehirn bedeutet, daß es bei bestimmten Ereignissen (etwa einer Virusinfektion?) anfällig und diesem Angriff nicht gewachsen ist.

Für eine an essentiellen Fettsäuren reiche Diät spricht außerdem die Tatsache, daß 60% der festen Substanz des Gehirns und 70% der Markscheiden aus Lipiden (= Fett) bestehen.

Der Anteil des Gehirns an essentiellen Fettsäuren besteht überwiegend aus den langkettigen Derivaten von Linolsäuren und alpha-Linolensäuren. Dr. Crawfords Diät konzentriert sich auf Nahrungsmittel, die reichlich Arachidonsäure und Cervonsäure enthalten.

Bekanntlich sind außerdem die Blutspiegel MS-Kranker an essentiellen Fettsäuren niedrig. Allerdings ist das nicht für MS spezifisch, sondern kann auf irgendeine chronische Krankheit hinweisen.

Alle diese Faktoren hängen mit der Ernährung zusammen, weil die einzige EFS-Versorgungsmöglichkeit für den Organismus darin besteht, die Nahrungsmittel zu essen, die essentielle Fettsäuren enthalten.

Das Ziel der Diät mit essentiellen Fettsäuren

Die Diät mit essentiellen Fettsäuren soll die Mängel in der Struktur des zentralen Nervensystems und die Funktion des Immunsystems korrigieren. Es wurde nachgewiesen, daß sich unter dieser Diät das Blutplasma der MS-Patienten sehr rasch ändert. Allerdings kann es neun Monate bis ein Jahr dauern, bis sich die roten Blutkörperchen normalisieren. Es scheint möglich, daß die chemische Struktur des zentralen Nervensystems diätetisch gebessert werden kann.

Ob sich auch die Funktion des zentralen Nervensystems bessern läßt, ist weniger gewiß. Das Idealziel dieser Diät wäre, das zu aktivieren, was sich bei einem MS-Kranken während der Remissionsphase ereignet. Diese Diät soll allerdings nicht nur die Remission herbeiführen, sondern den Organismus auch gegen einen neuen Schub schützen.

Die Diät konzentriert sich auf die essentiellen Fettsäuren, weil diese die Bausteine des zentralen Nervensystems sind. Sie meidet gesättigte Fette, weil diese die günstigen Wirkungen der essentiellen Fettsäuren zunichte machen. Überdies liefert diese Diät auch alle Nährstoffe, die für die Gesundheit benötigt werden, nämlich Eiweiß, Kohlenhydrate, Vitamine und Mineralstoffe. Sie ist äußerst gesund und kann ohne weiteres von allen Mitgliedern der Familie und nicht nur dem betroffenen MS-Kranken befolgt werden.

Einige allgemeine Regeln

1. Essen Sie mindestens einmal in der Woche 225 g Leber (sie ist reich an Arachidonsäure).
2. Essen Sie mindestens dreimal in der Woche Fisch (reich an Cervonsäure).
3. Essen Sie täglich eine große Portion dunkelgrünes Gemüse, zum Beispiel Spinat oder anderes Blattgemüse (alpha-Linolensäure).
4. Essen Sie täglich eine Portion rohes Gemüse als Salat, den Sie mit Sesamöl anrichten.
5. Essen Sie täglich Leinsamen oder Lebertran (alpha-Linolensäure).
6. Essen Sie täglich etwas frisches Obst.
7. Essen Sie möglichst immer ganz frisch zubereitete Mahlzeiten anstelle von Fertiggerichten.
8. Verwenden Sie stets mageres Fleisch. Schneiden Sie alles Fett ab, bevor Sie das Fleisch zubereiten.
9. Verzichten Sie auf gehärtete Fette wie Butter, Schmalz, Talg, Bratenfett sowie auf Nahrungsmittel, die gesättigte Fette enthalten, zum Beispiel Sahne, Käse usw.
10. Essen Sie Vollkorngetreide und Vollkornbrot statt raffinierter Produkte.
11. Streichen Sie Zucker und zuckerhaltige Speisen.

Fleisch

Mageres Fleisch ist ein guter Arachidonsäure-Lieferant, vor allem Fleisch von freilebenden Tieren oder Wild, zum Beispiel Rebhühner, Tauben, Rotwild. Dieses Fleisch ist nicht so fett wie das von Tieren aus der Intensivmast, jedoch ist auch mageres handelsübliches Fleisch erlaubt. Kaufen Sie mageres Fleisch von Schwein, Rind, Lamm, Huhn, Puter und Kaninchen sowie Räucherschinken. Schneiden Sie alle sichtbaren Fettstücke vom Fleisch, bevor Sie es zubereiten, denn es handelt sich dabei um gesättigte Fette, die Sie meiden müssen. Essen Sie nicht die Haut von Huhn oder Puter.

Innereien

Innereien sind Fleisch von Organen: Leber, Nieren, Hirn, Bries. Innereien enthalten besonders viel Arachidonsäure. Die beste Quelle dafür ist Leber. Versuchen Sie deshalb, mindestens einmal in der Woche 225 g frische Leber (egal welche Art) zu essen. Getrocknete Leber oder Leberextrakt haben viel von der Qualität der frischen Leber eingebüßt.

Fisch

Meerestiere, speziell Schalentiere und fette Fische wie Makrelen, sind die reichste Quelle für Cervonsäure, einen essentiellen Nährstoff für das Gehirn. Essen Sie mindestens dreimal in der Woche Fisch. Alle Arten Süßwasserfische, Meeresfische oder Schalentiere sind ausgezeichnet. Wählen Sie zwischen Makrelen, Forellen, Thunfisch, Krabben, Hummer, Lachs, Sardinen, Miesmuscheln, Dorsch, Dorschrogen, Hering, Sprotten, jungen Heringen, Tintenfisch, Garnelen, Shrimps, Scholle, Schellfisch, Weißfischarten usw. Frischer Fisch ist am besten, tiefgefrorener am zweitbesten. Fisch in Dosen steht an dritter Stelle (Thunfisch, Sardinen). Fisch können Sie auf jede gewünschte Weise zubereiten, außer in Butter. Scharf gebratener Fisch vom Schnellimbiß enthält sehr wahrscheinlich reichlich gesättigte Fette.

Obst und Gemüse

Essen Sie viel frisches Obst und Gemüse. Alle Gemüse sind gut, aber je dunkelgrüner die Gemüse, desto besser sind sie, da sie besonders viel alpha-Linolensäure und Vitamin E liefern, zum Beispiel Spinat, Broccoli, Grünkohl, grüne Paprika, Petersilie, grüne Bohnen. Essen Sie täglich eine große Portion von einem oder zwei dieser Gemüse. Auch Gemüsekeimlinge sind sehr gesund (Beispiel: Bohnensprossen).

Abgesehen von ihrem Reichtum an Vitaminen und Mineralstoffen beugen die bunten Gemüse (zum Beispiel Tomaten, Karotten, rote Bete, rote Paprika, Rotkohl) wegen ihres Gehalts an Vitamin C und Vitamin E der Oxidation der essentiellen Fettsäuren vor. Sie »schlucken« den freien Sauerstoff. Daher sollten Sie täglich mittags einen Salat essen, der am besten mit einer Soße aus Sonnenblumenkernöl oder Distelöl oder einem der anderen Samenöle angerichtet wird.

Alle anderen Gemüse (Kartoffeln, weiße Rüben, Pilze) sind ebenfalls gut. Gemeinsam mit den für die Diät wesentlichen Nahrungsmitteln können Sie sie zu äußert schmackhaften Speisen kombinieren.

Tiefgefrorenes Obst und Gemüse sind nach frischer Ware an zweiter Stelle annehmbar.

Hülsenfrüchte
Hierzu zählen Erbsen, Bohnen, Linsen usw. Sie sind gute Lieferanten von alpha-Linolensäure und Protein und schmecken lecker als Salate.

Nüsse
Eine vorzügliche Quelle essentieller Fettsäuren. Achten Sie darauf, wenn Sie Erdnußbutter kaufen, daß sie rein und naturbelassen und nicht gehärtet ist.

Samen, Samenöle und andere Öle
Die besten Öle zum Kochen sind Sonnenblumenkernöl, Distelöl, Olivenöl, Maisöl, Sojaöl und Sesamöl. Sie alle enthalten Linolsäure. Sojaöl enthält außerdem alpha-Linolensäure.

Kaufen Sie keine undefinierten Pflanzenöle. Gleichgültig, welches Öl Sie verwenden, erhitzen Sie es nie bis zum Rauchen, und verwenden Sie es nie öfter als einmal. Schütten Sie Ölreste nach

dem Kochen weg. Überhitzung und Kontakt mit dem Luftsauerstoff hemmen nämlich die Aktivität der essentiellen Fettsäuren.
Bewahren Sie angebrochene Ölflaschen im Kühlschrank auf. Den
größten Nutzen haben Sie von diesen Ölen, wenn Sie sie unge-
kocht in Salatsoßen verwenden.

Nehmen Sie zum Backen oder als Brotaufstrich mehrfach ungesättigte weiche Margarinesorten (zum Beispiel Iß fünf von Eden
oder Vitaquell).

Samenkörner können verzehrt werden, wie sie sind. Sonnenblumenkerne und Sesamsaat bekommen Sie in Naturkostläden und in
Reformhäusern zu kaufen. Leinsamen ist ein ausgezeichneter Liefe-
rant von alpha-Linolensäure und ist ebenfalls in Naturkostläden
und Reformhäusern oder in der Diätabteilung guter Lebensmittel-
geschäfte erhältlich. Leinsamenschrot ist für manche angenehmer
zu essen und kann auf Getreideflocken (Müsli) gestreut werden.

Die meisten essentiellen Fettsäuren unter den Samen enthält das
Öl aus Nachtkerzensamen, das nur in Kapselform eingenommen
werden kann (s. Kapitel über das Nachtkerzenöl, S. 36).

Brot und Getreide
Unbehandeltes Getreide und Vollkornbrot sind etwas Köstliches.
Im Vollwertgetreide, das den Keim mit den essentiellen Fettsäuren
und Vitaminen enthält, finden sich außerdem die Getreideschalen.
Sie ergeben Masse und kurbeln die Darmfunktion an. Kleie hat
nämlich einen hohen Anteil an Ballaststoffen. Auch Vollkornnu-
deln sind nicht zu verachten.

Andere zulässige Nahrungsmittel
Alle unveränderten, naturbelassenen Nahrungsmittel sind erlaubt,
zum Beispiel reiner Honig, Naturreis, Rohzucker, Eier. Eiereiweiß
enthält kein Fett. Der Eidotter enthält ein Gemisch aus gesättigten
und ungesättigten Fetten. Wenn Sie höchstens 3 bis 4 Eier in der
Woche verbrauchen, ist das durchaus erlaubt. Geschmacksstoffe,
Würzkräuter und Gewürze sind ebenfalls zulässig.

Milchprodukte
Das Fett in der Milch ist bis auf ca. 3% mehrfach ungesättigte Fettsäuren fast ganz gesättigt. Magermilch, also entrahmte Milch, ist erlaubt. Dagegen sollte Magermilchpulver in Blechdosen gemieden werden, desgleichen entrahmte Milch mit Zusätzen von pflanzlichem Fett. Magerjoghurt ist jedoch zu empfehlen, Hüttenkäse aus Magermilch ebenfalls.

Mit Zucker hergestellte Produkte
Der Genuß nährstoffreicher Speisen sollte füllenden Nahrungsmitteln mit leeren Kalorien stets vorgezogen werden. Verzichten Sie daher auf Süßspeisen.

Unerlaubte Nahrungsmittel

Sehr fetthaltige Milchprodukte und alles, was mit Butter, Sahne oder Hartkäse zubereitet ist.

Fleischfertigprodukte, zum Beispiel Dosenfleisch, Frühstücksfleisch, Paté, Pasten, Schweinepastete und andere Fleischfertiggerichte, Würste, Hamburger. Industriell hergestellte Kuchen, Kekse, Feingebäck enthalten meist eine Menge ungesättigter Fette. Meiden Sie auch raffinierte Getreideprodukte.

Rezepte und Menüvorschläge

Judith Harding, die Ernährungsberaterin der ARMS-Abteilung im Central Middlesex Hospital, hat eine Liste geeigneter Rezepte für die Diät mit essentiellen Fettsäuren zusammengestellt.

Sie hat vor allem viele Rezepte für Menschen entwickelt, die ungern Leber und andere Innereien und Fisch essen. Hierzu gehören so schmackhafte Gerichte wie »Leber à la Provençale«. Frau Harding garantiert, daß Sie Leber und Fisch mögen werden, wenn Sie ihre Rezepte nur einmal nachgekocht haben. Sie können die Rezepte beziehen bei:

ARMS / CPG Unit
Central Middlesex Hospital
Acton Lane
Park Royal
LONDON NW 10 7NS

Die Diät von Dr. Paul Evers

Dr. Evers leitet eine Klinik in der Bundesrepublik Deutschland, die darauf spezialisiert ist, MS-Patienten mit einer besonderen Diät zu behandeln. Diese hat gewisse Ähnlichkeiten mit den beiden zuvor beschriebenen Diäten, weist aber auch spezifische Unterschiede dazu auf. Wie die anderen Diäten betont Dr. Evers die Wichtigkeit einer an essentiellen Fettsäuren reichen Ernährung. Daher zieht er vegetabilische den tierischen Nahrungsmitteln vor. Allerdings erlaubt er Milch, Milchprodukte, Käse und Eier, soweit sie frisch vom Bauernhof stammen.

Manche Patienten haben enthusiastische Berichte über die Diät von Dr. Evers gegeben. Es handelt sich um eine sehr gesunde Kost, obwohl mancher den Geschmack etwas ungewohnt finden mag.

Grundlagen

Pflanzliche Nahrungsmittel sind tierischen vorzuziehen.
Mehr als die Hälfte der zugeführten Fette sollten mehrfach ungesättigte und ungesättigte Fettsäuren sein.
Zu kalorienreiche Ernährung ist zu vermeiden.

Empfohlene Nahrungsmittel

Unbehandeltes Frischobst und Trockenobst
Vollkorn
Frische, unbehandelte Nüsse
Rohe Gemüse einschließlich Wurzelgemüse
Vollkornbrot

Naturreiner Honig
Frische Eier von freilaufenden Hühnern
Milch und Milchprodukte, direkt von gesunden Weidetieren
Käse: alle naturbelassenen Sorten einschließlich Quark ohne Salz und Zucker
Hausgemachte Butter
Pflanzliche Öle: Sonnenblumenöl, Distelöl, Weizenkeimöl, Maiskeimöl

Zu einem späteren Zeitpunkt, wenn sich der Zustand des Patienten gebessert hat, wird die Diät um einige Nahrungsmittel erweitert:

Räucherfleich
Frischer Lachs
Roher Schinken
Rohes mageres Fleisch
Süßwasserfische, gedämpft oder in Sesamöl leicht gebraten
Wild
Geflügel
Alle Kräuter

Der Schlüssel zur richtigen Ernährung ist, das Essen so natürlich wie möglich zu belassen und es so frisch wie möglich zu genießen.

Kauen Sie Obst und Wurzelgemüse gründlich, oder zerkleinern Sie es. Rohkost ist besser als gekochte Nahrungsmittel. Kombinieren Sie rohe Wurzelgemüse und Früchte zu Salaten.

Tab. 3. Empfohlene durchschnittliche Tagesmengen

Nahrungsmittel	Mengen
Gekeimtes Getreide	50 bis 100 g
Vollkornbrot	bis zu 200 g
Rollhafer	70 g und mehr
Obst und Gemüse	450 g und mehr
Milch	1 Liter
Butter	30 g oder mehr
Honig	nach Belieben
Leinsamen, Sonnenblumenkerne, Nüsse	120 g
Eier	1 Stück

Unerlaubte Nahrungsmittel

Raffinierte Kohlenhydrate, zum Beispiel Weißzucker, Süßigkeiten, weißes Feinmehl, Kuchen, Kekse, Feingebäck
Schokolade
Konservierte Nahrungsmittel, Dosenkonserven
Alle stark gewürzten Speisen
Senf
Essig
Saccharin
Kaffee
Zigaretten (strikt verboten)

Verstopfung

Wenn Sie diese Diät genau befolgen, werden Sie wohl kaum unter Verstopfung leiden, sondern regelmäßig Stuhlgang haben. Falls Sie jedoch Verstopfung haben, kauen Sie frisches Obst, und essen Sie vor jeder Mahlzeit Leinsamen oder eingeweichte Pflaumen.

Trinken

Bei besonderen Gelegenheiten dürfen Sie ein Glas Wein oder Bier trinken. Zu den Mahlzeiten empfiehlt Dr. Evers Milch.

Getreidekeime

Die Getreidekeime sind die kleinen grünen Sprossen. Sie können Keime aus Weizen und aus vielen anderen Körnerarten züchten, die Sie abgepackt mit einer Anleitung zum Keimen in Naturkostläden und Reformhäusern kaufen können.

So züchten Sie zum Beispiel Weizenkeime:
1. Legen Sie die Körner abends in eine Schüssel (oder mehrere) mit Wasser.

2. Gießen Sie am nächten Morgen das Wasser ab.
3. Lassen Sie die Körner tagsüber mit einem Tuch bedeckt.
4. Schütten Sie abends Wasser über die Körner. Die Körner sollen morgens, mittags und abends in einem Sieb mit Wasser abgespült werden.
5. Nach 3 bis 5 Tagen beginnen aus den Körnern kleine grüne Sprossen zu wachsen.
6. Essen Sie die Körner in diesem Stadium.
7. Die Getreidekeime sollten täglich frisch gegessen werden.
8. Bereiten Sie immer mehrere Schüsseln auf einmal in verschiedenen Stadien vor, damit Sie stets frischen Nachschub haben.

Rezepte

Dr. Evers hat ein Büchlein geschrieben *Help Fight MS – Dietary Therapy with Polyunsaturated Fatty Acids* (Hilfe bei MS – Diätetische Behandlung mit mehrfach ungesättigten Fettsäuren).
Anschrift: Klinik Dr. Evers, D-5768 Sundern-Langscheid.

Ausschlußdiäten

Die Diäten im vorigen Kapitel beruhen ganz klar auf der Bedeutung der essentiellen Fettsäuren für das zentrale Nervensystem. Die im vorliegenden Kapitel beschriebenen Diäten gründen sich mehr auf etwas, was man als »Prinzip der Nahrungsmittelallergie« bezeichnen könnte, das heißt, daß Menschen mit Multipler Sklerose aus irgendeinem Grund gegen bestimmte Nahrungsmittel allergisch sind. Sehr vereinfacht besagt die Theorie, daß es dem Patienten besser geht, wenn bestimmte Nahrungmittel aus der Ernährung ausgeschlossen werden, und daß es ihm schlechter geht, wenn er sie weiterhin ißt.

Die bekannteste Diät in dieser Kategorie ist die glutenfreie Diät, die von dem englischen Bühnenautor Roger MacDougall entwickelt und in den siebziger Jahren mehrfach abgewandelt wurde.

Einen ebenfalls hohen Bekanntheitsgrad hat die »Rita-Greer-Diät«. Rita Greer hat diese Diät sehr sorgfältig für ihren Mann Alan ausgearbeitet, der besonders schwer an MS erkrankt war, aber sich inzwischen soweit erholt hat, daß er laufen und auf Leitern klettern kann. Diese Diät macht sich viele Prinzipien der essentiellen Fettsäuren zunutze, ist aber in erster Linie eine Ausschlußdiät, die auf der Allergie gegen besondere Nahrungsmittel aufbaut.

Nahrungsmittelallergien und Multiple Sklerose

Der Zusammenhang zwischen Nahrungsmittelallergien und MS wurde bisher keiner wissenschaftlichen Prüfung unterzogen. Dennoch gibt es viele MS-Kranke, die bezeugen, daß sie gegen bestimmte Nahrungsmittel erst allergisch wurden, nachdem die MS diagnostiziert worden war. Die Allergie bestand nicht vor dem Auftreten der Erkrankung. Dies mag zum Krankheitsverlauf gehören und darauf hinweisen, daß es sich weniger um eine Ursache des

Leidens als um eine Fehlsteuerung des Immunsystems handelt. Das weiß aber niemand ganz sicher.

Das Problem bei jeder auf Nahrungsmittelallergien aufbauenden Diät besteht darin, daß der eine MS-Kranke gegen ein bestimmtes Nahrungsmittel allergisch sein kann, der nächste MS-Kranke hingegen nicht. Beide können auf ganz verschiedene Speisen allergisch reagieren.

Andererseits haben viele Menschen mit MS die glutenfreie Diät oder die Rita-Greer-Diät genauestens befolgt und sich dabei herrlich wohl gefühlt. In diesem Fall mögen sie vielleicht gegen die gleichen Nahrungsmittel allergisch sein wie Roger MacDougall oder Alan Greer. Doch es gibt auch viele Menschen, denen keine der beiden Diäten zu einer Besserung ihres Zustandes verholfen hat.

Der einzig sichere Weg um herauszufinden, gegen welche Nahrungsmittel Sie selbst allergisch sind, besteht darin, jedes einzelne gründlich zu testen. Deshalb habe ich nach diesem Kapitel eigens beschrieben, wie Sie prüfen können, gegen welche Nahrungsmittel Sie eine Allergie haben.

Die glutenfreie Plus-Diät von Roger MacDougall

Roger MacDougalls Diät ist landläufig als glutenfreie Diät bekannt, hat aber seit ihrer Anfangszeit viele Abwandlungen erfahren. Heute umfaßt sie vier gleichermaßen wichtige Prinzipien:

1. Kein Gluten
2. Wenig raffinierte Zucker
3. Wenig gesättigte Fette
4. Zusätzliche Gabe von Vitaminen und Mineralstoffen.

Diese Diät weist viele Ähnlichkeiten mit der (Jahre später entwickelten) Rita-Greer-Diät auf. Beide wurden von engagierten Laien in einem zähen Prozeß aus Versuch und Irrtum erarbeitet. In beiden Fällen hatten die Diäten eine erstaunliche regenerierende Wirkung auf die Kranken, für die sie speziell entwickelt wurden.

Ansonsten gleichen sich die beiden Diäten darin, daß sie auf Gluten, Zucker und gesättigte Fette verzichten und zusätzlich Vitamine und Mineralstoffe verabreichen. Die Diät von Roger Mac-Dougall geht beim Ausschließen bestimmter anderer Nahrungsmittel nicht so weit wie die Rita-Greer-Diät.

Die Theorie Roger MacDougalls

Roger MacDougall hat wie Alan Greer eine überraschende Geschichte zu erzählen. Inzwischen ist er über 70 Jahre alt, fliegt in der ganzen Welt herum, schreibt und hält Vorträge und befindet sich bei guter Gesundheit ohne Anzeichen einer Behinderung. Doch 1953 wurde bei ihm eindeutig eine MS diagnostiziert, und er zeigte viele der klassischen Symptome dieser Krankheit. Innerhalb weniger Jahre nach der Diagnose waren sein Sehvermögen, der Gebrauch der Beine und Hände und seine Sprache schwer beeinträchtigt. Bald darauf benötigte er einen Rollstuhl.

Ohne jede medizinische Bildung – Roger MacDogall ist Bühnenautor und Professor des Fachbereichs Theater an der Universität von Kalifornien – beschloß er, Behandlungsmöglichkeiten für seine degenerative Erkrankung zu finden. Er kam auf die Idee, die MS genauso zu behandeln wie eine Zoeliakie, bei der die Patienten gegen Gluten (= Klebereiweiß) allergisch sind.

Roger MacDougall brachte die Zoeliakie mit der MS in Zusammenhang, weil die Patienten mit Zoeliakie keine Fette verwerten können. Wenn jedoch Weizen, Gerste, Hafer und Roggen vollständig vom Speiseplan gestrichen werden, verträgt der Organismus Fette ohne Schwierigkeiten. MacDougall behauptet, daß glutenhaltige Nahrungsmittel »die Dünndarmwand schädigen, so daß die für eine Erneuerung der Myelinscheiden erforderlichen Nährstoffe nicht in den Blutstrom gelangen können«.

Eine andere Erklärung könnte nach seiner Auffassung sein, daß sich »das Gluten bei der Verdauung mit den nötigen Nährstoffen so verbindet, daß diese mit Abbauprodukten ausgeschieden werden und daher nicht verfügbar sind«. Er weist auf die weitere Möglichkeit hin, »daß Gluten nicht nur die Darmschleimhaut, sondern auch viele ähnliche Gewebe in anderen Teilen des Körpers angreift und daß dadurch weitere degenerative Erscheinungen verursacht werden«.

Diese Diät wurde nicht in einem strengen wissenschaftlichen Versuch geprüft, obwohl unlängst Wissenschaftler vom National Institut of Mental Health in Washington feststellten, daß Gluten im Darm die Bildung sogenannter Opioide (= morphinhaltige Substanzen) bewirkt. Manche Menschen können diese nicht verdauen. Es wurde nachgewiesen, daß Opioide die Umwandlung der Dihomo-gamma-Linolensäure zu Prostaglandinen der 1er-Reihe blockieren können.

Der australische Arzt Dr. R. Shatin, Melbourne, hat behauptet, die Entmyelinierung der Markscheiden sei die Folge einer Gluten-Unverträglichkeit des Dünndarms. Er stellte auch die Hypothese auf, daß der hohe Prozentsatz MS-Kranker in Kanada, Schottland und Westirland auf dem überwiegenden Konsum kanadischen Weizens beruhe, der unter allen Sorten der Welt den höchsten Glutengehalt besitzt.

Die meisten Ärzte sagen über Roger MacDougalls Diät bestenfalls, daß sie Ihnen wahrscheinlich nicht schaden kann. Gleichwohl gibt es andere Ärzte, die glauben, daß die Patienten bei dieser Diät nicht alle benötigten Nährstoffe zuführen. Tausende von Menschen haben jedoch die Diät von Roger MacDougall durchgeführt. Sie schwören auf ihren Nutzen und können Ihnen das anhand ihres gebesserten Zustandes demonstrieren. Andererseits gibt es viele Tausende, die kurze Zeit nach dieser Diät lebten und sie dann aufgaben, weil sie überhaupt keine Besserung feststellen konnten.

Roger MacDougall hat sich als Versuchskaninchen benutzt und sagt, er habe fünfzehn Jahre gebraucht, bis er sich soweit erholt hatte, daß er herumlaufen und auf einem Bein stehen konnte. Er erklärt, daß er in dieser ganzen Zeit, da er nach seiner Diät lebt, keinen einzigen Schub erlitten hat. Da er weiß, daß es Jahre dauern kann, bis sich spürbare Wirkungen zeigen, mahnt er zu Geduld, damit die Diät anschlagen kann. Er betont ausdrücklich, daß seine *Diät kein Heilverfahren für MS* ist, sondern eine Möglichkeit, das Leiden unter Kontrolle zu halten.

Ausgeschlossene Nahrungsmittel

Getreide
Verzichten Sie auf alle glutenhaltigen Getreide wie Weizen, Gerste, Hafer und Roggen. (Gluten ist ein Eiweißstoff, der in diesen Getreiden vorhanden ist. Dieses Klebereiweiß gibt zum Beispiel feinem ungebackenen Kuchenteig seine Elastizität.) Essen Sie nichts, was aus diesen Getreiden hergestellt ist, zum Beispiel Brot, Kuchen, Kekse, Knäckebrot, Nudeln, Frühstücksflocken (Müsli), eine große Zahl konservierter und behandelter Nahrungsmittel (Etiketten genau studieren!).

Zucker
Keine raffinierten Zucker und keine Produkte, die solche Zucker enthalten, zum Beispiel Konfitüren, Marmeladen, Kuchen, Kekse, Dosenobst, Süßigkeiten, Schokolade, Speiseeis, die meisten Getränke, behandelte Nahrungsmittel usw.

Gesättigte Fette
Verzichten Sie auf Butter, Sahne, Vollmilch, Vollfettkäse.

Fleisch
Essen Sie kein fettes Fleisch wie zum Beispiel Schinkenspeck, Schwein, Ente, Gans oder verarbeitetes Fleisch wie Würste, da sie eine Menge gesättigtes Fett enthalten.

Obst und Gemüse
Verbannen Sie Dosenobst und -gemüse vom Speiseplan.

Geschmackstoffe und Würzmittel
Vermeiden Sie alle künstlichen Färbemittel und Geschmacksstoffe.

Getränke
Viele Getränke enthalten Gluten oder Zucker oder beides. Meiden Sie Bier, Whisky, Gin, Schnellkaffee, Kakaogetränke, Malzgetränke usw.

Getreide

Reis, Mais und Hirse enthalten kein Gluten. Sie können unbedenklich Produkte wie Reismehl, Maismehl, Frühstücksflocken aus Reis oder Mais (ohne Zuckerzusatz), Sago und Tapioka verwenden.

Gemüse und Hülsenfrüchte

Alle Gemüse und Hülsenfrüchte, kurz gekocht oder roh. Hülsenfrüchte wie Kichererbsen, Wachsbohnen, Kidney-Bohnen usw. können als ballaststoffreiche Nahrung gegessen werden. Sie sorgen für angemessenen Stuhlgang.

Kartoffeln sollten in der Schale gekocht werden. Chips sollen in Sonnenblumenöl geröstet werden, das nur einmal benutzt und dann weggeschüttet wird.

Salatgemüse soll oft und in großen Mengen gegessen werden. Essen Sie viel dunkelgrünes Blattgemüse und Samenkeime, da sie viel alpha-Linolensäure enthalten. Am besten sind natürlich frische Gemüse, aber Tiefkühlgemüse tut es auch.

Fette

Verwenden Sie nur mehrfach ungesättigte Margarine (Vitaquell, iß fünf von Eden). Zum Kochen und für Salatsoßen nehmen Sie Sonnenblumenöl oder Färberdistelöl.

Milchprodukte und Eier

Kleine Mengen Magermilch sind erlaubt, ebenso magerer Hüttenkäse, Magerjoghurt und Eier.

Fleisch

Alle Innereien sind ausgezeichnet: Leber, Nieren, Zunge, Bries, Hirn; ferner Fleisch von freilaufenden Tieren wie Wild, Kaninchen, Geflügel. Kaufen Sie magere Stücke vom Rind, Schwein usw.

Fisch

Sie dürfen alle Arten Fisch essen, frisch, tiefgefroren oder aus der Dose.

Süßwaren
Honig, Rohzucker aus Barbados (kein brauner Rohzucker), Roh-
zuckerschokolade, Fruchtzucker.

Obst und Nüsse
Alle Sorten Obst und Trockenobst. Frische oder tiefgefrorene
Ware, aber keine Konserven. Alle Arten von Nüssen sind erlaubt.

Kräuter, Gewürze, Würzstoffe
Alle sind erlaubt, aber verwenden Sie nur natürliche Essenzen und
Geschmacksstoffe. Benutzen Sie natriumfreies Salz (Sina).

Getränke
Obst- und Gemüsesäfte (naturbelassen und zuckerfrei). Tee, koffeinfreier Kaffee, Apfelmost. Quellwasser ist Leitungswasser vorzuziehen.

Zusätzliche Vitamine und Mineralstoffe
Roger MacDougall ist am Vertrieb einer Multivitamin- und Mine-
raltablette beteiligt, die entsprechend RM heißt. Einzelheiten darüber finden Sie im Kapitel über die Vitamine und Mineralstoffe. Er
empfiehlt auch zusätzliche tägliche Gaben von Vitamin B12, das
vor allem für Menschen wichtig ist, die kein Fleisch essen.

Roger MacDougall hat ein Büchlein mit dem Titel *My Fight
Against Multiple Sclerosis* (Mein Kampf gegen die MS) geschrieben.
Dieses Buch und die RM-Tabletten können Sie beziehen bei

Regenics Ltd.
25–27 Oxford Street
London W1R 1RF
Tel.: 01 – 437 7651

Rezepte und Menüvorschläge

Roger MacDougall hat selbst keine Rezepte oder Menüvorschläge
erarbeitet. Viele andere Menschen, die auf der gleichen Basis arbeiten, haben das allerdings mit Erfolg getan.

71

Good Food, gluten-free ist ein ausgezeichnetes Buch von Hilda Cherry Hills (s. Literaturhinweise). Aus demselben Verlag gibt es noch einen Titel *Gluten-free Diet: Optimum Gluten-free Diet for Multiple Sclerosis,* der ebenfalls aus der Feder von Hilda Cherry Hills stammt. Das Buch enthält einige Rezepte.

Frau Hills erhebt große Einwände gegen das handelsübliche glutenfreie Mehl in England. Sie schreibt:

»Es wird aus gebleichtem gequetschtem Weißmehl hergestellt, was zur Folge hat, daß seine ursprünglichen Mineralstoffe und Vitamine drastisch ausgetrieben wurden. Der spätere Zusatz von Vitamin B1, Niacin und Eisen gleicht die Verluste nur unzureichend aus, und es gibt keinen Ersatz für Vitamin E, essentielle Fettsäuren und Linolsäure, die vollständig zerstört wurden. Außerdem schmeckt dieses Mehl oft so ungenießbar, vor allem in Brot, daß man es bald angewidert stehen läßt und zu dem normalen, unbekömmlichen glutenhaltigen Brot zurückkehrt. Dieses glutenfreie Mehl ist diätetisch wertlos.«

Als Alternative schlägt Frau Hills Brot aus Reismehl vor. Rita Greer hat ein geschmacklich besseres glutenfreies Mehl herausgebracht sowie eine schnell zubereitete glutenfreie Brotbackmischung, die ein recht gutes Brot ergibt.

Sie hat auch mehrere gute Kochbücher mit Rezepten ohne Gluten, Zucker und gesättigte Fette verfaßt.

Die Bücher von Rita Greer und Hilda Cherry Hills (auch Nahrungsmittel und Backmischungen von Rita Greer) sind über Postversand erhältlich von

Cantassium Company
225 Putney Bridge Road
London SW 15 2PY

Diese Firma hat auch ein eigenes Büchlein mit dem Titel *The Cantamac Dietary System* veröffentlicht. Es enthält einige Rezepte und kann frei bei der obigen Adresse angefordert werden.

In der Bundesrepublik Deutschland stellen folgende Firmen glutenfreie Nahrungsmittel her:

Brot, Gebäck:
Hammermühle Diät GmbH
6735 Maikammer

Teigwaren, Backmischungen:
Drei Pauly Reform + Diät GmbH
3557 Ebsdorfergrund

Diese und andere Produkte sind in Reformhäusern erhältlich. Über glutenfreie Ernährung berät die

Deutsche Zoeliakie-Gesellschaft
Ganzenstraße 13
7000 Stuttgart 80
Telefon (0711) 71 39 69

Die Rita-Greer-Diät

Rita Greer fing an, mit der Ernährung für ihren Mann Alan zu experimentieren, als dieser schwer behindert war und die Ärzte ihn als hoffnungslosen Fall abgeschrieben hatten. Der erste Durchbruch gelang ihr mit der Entdeckung, daß es Alan bei völlig fleischloser Kost besser ging – sie mußte aus schierer Armut fleischlos kochen. Von da an war es ein kurzer Weg zu der Entdeckung, daß ihr Mann Eier und Käse und alle gesättigten Fette nicht vertrug.

Rita Greer entschloß sich, auch die Richtlinien der glutenfreien Diät zu befolgen, und klammerte alles aus, was mit Weizen, Gerste, Hafer und Roggen hergestellt wird.

Um diese Zeit wurde Sonnenblumenöl zunehmend als diätetische Ergänzung für die Ernährung MS-Kranker populär. Daher begann sie, ihrem Mann täglich größere Mengen Sonnenblumenöl einzuflößen. Sobald Naudicelle erhältlich war, ersetzte sie das Sonnenblumenöl durch die Kapseln mit Öl aus Nachtkerzensamen.

Mit zahlreichen Versuchen und Irrtümern, harter Arbeit, ernährungsphysiologischen Studien und der Kreativität, die Rita Greer auszeichnet, entwickelte sie schließlich eine Diät, die Alans körperlichen Bedürfnissen vollkommen entsprach.

73

Sie gab ihm diese weitgehend vegetarische Diät ungefähr vier Jahre lang, und während dieser Zeit machte er so phantastische Fortschritte, daß der Rollstuhl und die Gehhilfen mitsamt der Bettpfanne in die Rumpelkammer verbannt werden konnten.

Seine Besserung war so erstaunlich, daß einige Ärzte zweifelten, wie bei ihm jemals eine MS hatte diagnostiziert werden können, da sein gegenwärtiger Zustand nicht mit seinen medizinischen Befunden übereinstimmt. Es besteht jedoch kein Zweifel, daß Alan Greer MS hatte und weiterhin hat. Es ist nur so, daß er jetzt den Weg gefunden zu haben scheint, um die Krankheit unter Kontrolle zu halten.

Weder Rita noch Alan Greer führen diese wundersame Besserung ausschließlich auf die Diät zurück. Die Diät wurde neben anderen Behandlungsverfahren angewandt, vor allem mit körperlichem Training und einer streßfreien Lebensführung.

Diese Diät geht über die glutenfreie Diät hinaus. Sie ist vollkommen glutenfrei, schließt aber viele andere Nahrungsmittel aus.

Verbotene Nahrungsmittel

Rita Greer konnte leicht herausfinden, welche Nahrungsmittel ihr Mann nicht vertrug – wenn er irgendetwas aß, wogegen er allergisch war, wurde er krank. Das ist eine sehr dramatische Reaktion. Allergische Reaktionen sind nämlich normalerweise weniger eklatant. Verboten sind folgende Nahrungsmittel:

Milchprodukte
Butter, Käse, Milch, Sahne, Joghurt, Eier.

Fleisch und Fisch
Fleisch, Schmalz, fette Fische wie Hering und Thunfisch, Schalentiere.

Getreide
Weizen, Gerste, Hafer, Roggen und alle daraus hergestellten Produkte, zum Beispiel Brot, Nudeln, Kekse, Kuchen, Getreideflocken, Eierkrempulver.

Süßwaren
Rohrzucker, Honig, Marmelade, Sirup, Süßigkeiten, Schokolade.

Getränke
Kakaogetränke, Malzgetränke, Cola, Kaffee, starker Schwarztee, Fruchtsirup, Liköre, harte Spirituosen und andere alkoholische Getränke.

Obst, Gemüse und Nüsse
Obst und Gemüse aus Konservendosen, Bananen, Avokados, Erdnüsse, Paranüsse, Haselnüsse, Kastanien.

Verschiedenes
Dosenkonserven, abgepackte und verarbeitete Nahrungsmittel, Grießmehl, Brühwürfel, Brotaufstriche und Pasten.

Hinweis: Alan Greer gab außerdem das Rauchen auf.

Erlaubte Nahrungsmittel

Fisch
Kabeljau, Schellfisch, Scholle.

Gemüse
Bohnensprossen, rote Bete, Broccoli, Kohl, Karotten, Blumenkohl, Sellerie, Kresse, Gurken, Feuerbohnen, Knoblauch, Grünkohl, Lauch, Kopfsalat, Pilze, Zwiebeln, Pastinaken, Paprika, Erbsen, Kartoffeln, Rettich, grüne Bohnen, Spinat, Frühsalate, Frühlingszwiebeln, Sprossen, Tomaten, weiße Rüben, Wasserkresse.

Obst
Äpfel, Aprikosen, Brombeeren, schwarze Johannisbeeren, Kirschen, Stachelbeeren, Trauben, Grapefruit, Reineclauden, Limonen, Melonen, Apfelsinen, Pfirsiche, Birnen, Ananas, Pflaumen, Himbeeren, Satsumas, Erdbeeren, Mandarinen.

Trockenobst
Äpfel, Aprikosen, Korinthen, Datteln, Feigen, Pflaumen, Rosinen, Sultaninen.

Fette, Öle
Mehrfach ungesättigte Margarine (Vitaquell, iß fünf von Eden), Sonnenblumenkernöl.

Allgemeines
Gebackene Bohnen (Heinz), Maismehl, Naturreis, Naturreisprodukte, Sojamehl, Palerbsen, Mehl von geschälten Erbsen, Tomatenpüree, Linsen, Wachsbohnen, hausgemachte Suppen.

Nüsse und Samen
Mandeln, Walnüsse, Sonnenblumenkerne, Sesam.

Kräuter, Gewürze, Würz- und Geschmacksstoffe
Gemischte Kräuter (frisch, tiefgefroren, getrocknet), Oreganum, frische Petersilie, Nelkenpfeffer, Kreuzkümmel, ganze Gewürznelken, Ingwer, Gewürzmischungen, Muskatnuß, Salz und Meersalz, Malz und Weinessig, Trockenhefe, Mandelaroma, Sojasauce (La Choy), Vanille, Senf, Pfeffer.

Süßwaren
Fruchtzucker, Dattelsüßmittel.

Getränke
Dünner Tee mit Zitrone, koffeinfreier Kaffee, ungesüßte frische Fruchtsäfte oder entsprechende Handelsware ohne Konservierungsstoffe, frisch gepreßte Gemüsesäfte oder entsprechende Säfte aus dem Handel (Reformhaus), gelegentlich ein Glas Sherry oder Weißwein.

Wesentliche Ergänzung
Öl aus Nachtkerzensamen, sechs Kapseln (in zwei oder drei Dosen über den Tag verteilt zu den Mahlzeiten). *Vitamin B12 ist vor allem für Vegetarier unentbehrlich.* Ebenfalls wichtig sind Multivitaminpräparate mit Mineralstoffen.

Diese Diät stellt ziemlich hohe Anforderungen an den Koch, weil sie die Grundstoffe für sehr viele Rezepte verbietet – Mehl und sämtliche Milchprodukte. Diese anfänglichen Schwierigkeiten überwindet man aber bald. Rita Greer hat nicht nur einige ausgezeichnete Kochbücher geschrieben, sondern auch brauchbare Ersatzmittel für manche Hauptnahrungsmittel gefunden, zum Beispiel Pektin als Bindemittel anstelle von Eiern. Sie hat sogar eine Obstkuchenmischung erfunden, die ohne Getreide und ohne Eier hergestellt wird!

Die Produkte von Rita Greer sind in England in verschiedenen Gesundheitsläden erhältlich oder direkt beziehbar von

Cantassium Company
225 Putney Bridge Road
London SW 15 2PY

Die Produktpalette umfaßt Reismehl, Maismehl, Johannisbrotmehl, Pektin, Kartoffelmehl, Fruchtzucker, salzfreies Backpulver. Rita Greer hat außerdem verschiedene leckere Nahrungsmittelmischungen entwickelt, um Ihnen die Mühsal zu ersparen, sie selbst zusammenzubrauen. Sie behauptet, die erste hundertprozentig glutenfreie Brotbackmischung komponiert zu haben. Zu den anderen Mischungen zählen Paniermix, Obstkuchenmix, Keksmix süß, Tomatensuppenmix, Kleiebrotmix, Nudelmix, Instant-Abendtrunk, Bologneser Saucenmix sowie ein Müsli. Sämtliche Produkte sind frei von Gluten, gesättigten Fetten, raffinierten Zuckern und Albumin (in Eiern enthalten).

Die Rezepte und Menüs in Rita Greers verschiedenen Kochbüchern sind übersichtlich beschrieben und hübsch illustriert. Die Titel lauten: *The First Clinical Ecology Cookbook. Fruit and Vegetables in Particular* und *Rita Greer's Extraordinary Kitchen Notebook*.

Alle Rezepte in diesen Büchern werden ohne Gluten, Rohrzucker und Cholesterin zubereitet und enthalten wenig gesättigte Fette.

Rita Greer und viele tausend andere haben die Rezepte aus diesen Büchern nachgekocht und sind davon begeistert. Als Rita ihre

Rezepte komponierte, sorgte sie dafür, daß sie der ganzen Familie schmeckten, gut aussahen und dufteten, lecker und nahrhaft waren, genügend Ballaststoffe enthielten, preiswert und leicht zuzubereiten waren und mit einem Nahrungsmittel ähnlichen Typs konkurrieren konnten.

Es dauert eine Weile, bis man sich an diese Ernährungsweise gewöhnt hat, und manche Leute werden die Bestandteile vielleicht etwas sonderbar finden. Doch mit ein wenig Mühe können sie so wohlschmeckend sein wie Speisen aus den traditionellen Bestandteilen.

Anmerkung: Rita Greer erzählt ihre Geschichte anschaulich und amüsant in *A View on Diet*.

Nahrungsmittelallergien

Sowohl die Roger-MacDougall-Diät als auch die Rita-Greer-Diät sind Ausschlußdiäten – sie beruhen auf dem Weglassen bestimmter Nahrungsmittel. Roger MacDougalls ganze Theorie dreht sich um die Annahme, daß MS-Kranke keine glutenhaltigen Nahrungsmittel vertragen. Rita Greer ging noch weiter und stellte fest, daß ihr Mann Alan anscheinend auf eine große Zahl verschiedener Nahrungsmittel einschließlich scheinbar harmloser Dinge wie Bananen, Avokados, Hering, Schalentiere und Cashew-Kerne allergisch war.

Sie hat nie behauptet, daß andere MS-Kranke gegen die gleichen Nahrungsmittel wie ihr Mann allergisch seien. Kein Fall von MS gleicht einem anderen aufs Haar.

Wenn Sie also die Diät von Roger MacDougall oder Rita Greer eifrig befolgen wollen, besteht jedenfalls die Möglichkeit, daß Sie Nahrungsmittel ausschließen, die Ihnen überhaupt nicht schaden und daß Sie auch Nahrungsmittel zu sich nehmen, gegen die Sie allergisch sind.

Nicht selten sind Menschen zum Beispiel allergisch gegen Mais, Tomaten, Kaffee und Tee, um nur einige der häufigsten Auslöser zu nennen. Weizen und Milch sind ebenfalls oft für allergische Reaktionen verantwortlich.

Es gibt eine Theorie, die besagt, daß die allergische Reaktion gegen Weizen nicht auf dem Glutengehalt beruht, sondern darauf, daß kanadischer Weizen manchmal verdorben ist und dadurch eine schädliche Wirkung auf das Nervensystem hat. Wenn das zuträfe, gäbe es keinen vernünftigen Grund, auf Gerste, Hafer und Roggen zu verzichten.

Es scheint kein Zweifel zu bestehen, daß ein Mensch, dessen Immunsystem wie bei der MS fehlgesteuert ist, anormale Reaktionen auf Nahrungsmittel zeigen kann, die ein durchschnittlicher gesunder Mensch ohne weiteres verträgt. Allergische Symptome können sein: Müdigkeit nach dem Essen, Herzklopfen, Kopfschmerzen, Übelkeit, Ödeme, hohe Pulsfrequenz und Schweißausbrüche. Bei der MS kommen hinzu: kalte Beine, Atemnot, Sehstörungen, Lethargie, Depressionen und plötzliches Auftreten krankheitstypischer Symptome.

Das auslösende Nahrungsmittel kann jeweils ein spezifisches Symptom erzeugen. Es kann zum Beispiel geschehen, daß Sie nach Rohrzuckergenuß immer verschwommen sehen oder daß nach Grapefruitsaft Ihre Sprache immer verwaschen wird (das sind meine persönlichen Reaktionen auf Rohrzucker und Grapefruitsaft).

Es gibt nur einen sicheren Weg um herauszufinden, gegen welche Nahrungsmittel Sie allergisch sind: Sie müssen Sie der Reihe nach einzeln testen. Es gibt nur wenige Allergiefachabteilungen in Kliniken, wo man Ihr Blut oder Ihre Haut durchtesten kann, aber für die meisten Menschen ist das undurchführbar und gehört jedenfalls nicht in diesen Ratgeber zur Selbsthilfe.

Eine der unerfreulichsten Wahrheiten über Nahrungsmittelallergien ist die, daß Sie wahrscheinlich gegen die Nahrungsmittel allergisch sind, die Sie am liebsten essen (zum Beispiel Kaffee, Tee, Süßigkeiten, Schokolade, Käse).

So testen Sie sich auf Nahrumgsmittelallergien

Das Austesten von Nahrungsmittelallergien beruht auf dem Prinzip, daß Sie die Nahrungsmittel, gegen die Sie allergisch sind, nur herausfinden können, wenn Sie zunächst ein reinigendes Fasten durchführen, um die Unreinheiten aus dem Organismus auszuschwemmen. Manche Ärzte empfehlen strenges Fasten, aber der Arzt Dr. John Mansfield, der dieses Verfahren ausgearbeitet hat, hält es für unbedenklich, mit einer reinigenden Diät aus Lamm und Birnen zu beginnen, weil praktisch kein Mensch gegen Lamm und Birnen allergisch ist.

Das reinigende Fasten: Lamm, Birnen und Quellwasser
In den ersten fünf Tagen dürfen Sie nur Lamm, Birnen und Quellwasser zu sich nehmen, außerdem Meersalz – sonst nichts. Sie dürfen das in beliebigen Mengen und Zubereitungen genießen, solange

nichts anderes hinzugefügt wird. Während Sie die Giftstoffe aus Ihrem Blut ausschwemmen, werden Sie sich wahrscheinlich nicht sehr wohl fühlen. Doch bis zum fünften Tag wird das vorübergegangen sein. Am sechsten Tag werden Sie sich stark genug fühlen, um mit dem Testen der Nahrungsmittel zu beginnen.

Anmerkung: Dieser Nahrungsmittel-Allergietest enthält viele Nahrungsmittel mit gesättigten Fetten. Sie werden finden, daß es sinnvoll ist, sie in den Test aufzunehmen, weil Sie auf diese Weise feststellen können, wie Sie darauf reagieren. Nur während der ersten fünf Tage mit Lamm und Birnen schneiden Sie das Fett vom Lammfleisch ab. Falls Sie Diätetika nehmen, achten Sie auf Zusatzstoffe wie Zucker oder Hefe. Gelatinekapseln dürfen während der Testzeit geschluckt werden.

Das Testen der einzelnen Nahrungsmittel
Es ist nicht so mühselig, wie es klingt. Sobald Sie ein Nahrungsmittel als sicher eingestuft haben, dürfen Sie es künftig zusammen mit den neuen Nahrungsmitteln essen. Deshalb können Sie tagelang immer reichhaltige und abwechslungsreiche Mahlzeiten genießen. Es gibt keine mengenmäßigen Beschränkungen.

1. Tag   Scholle, Broccoli (frisch oder tiefgefroren), Puter
2. Tag   Tomaten, Melone, Rindfleisch
3. Tag   Leitungswasser, Kabeljau, Reis
4. Tag   Bananen, Sojabohnen, Karotten
5. Tag   Milch, Kohl, Huhn
6. Tag   Indischer Tee, Äpfel, Bierhefetabletten
7. Tag   Butter, Lauch, Schweinefleisch
8. Tag   Kartoffeln, Eier
9. und   Weizen (als Vollmehlbrot). Für Weizen brauchen Sie
10. Tag   zwei Tage, da die Reaktionen darauf langsam eintreten
11. Tag   Rübenzucker, Pilze
12. Tag   Gefilterter Bohnenkaffee, Weintrauben
13. Tag   Orangen, Erdnüsse
14. und   Maiskolben, Glukosepulver (aus Mais hergestellt). Hier
15. Tag   dauert die Reaktion wieder länger.
16. Tag   Zwiebeln, Kopfsalat

17. Tag	Cheddar-Käse, Spinat
18. Tag	Rohrzucker, Cashewkerne
19. Tag	Weißbrot, Kokosnuß, Knoblauch
20. Tag	Vollmilchschokolade, Grapefruit, Datteln
21. Tag	Zucchini oder Markkürbis, Feuerbohnen, Blumenkohl
22. Tag	Hafer, schwarzer Pfeffer, Rhabarber
23. Tag	Schnellkaffee, Honig, Spargel
24. Tag	Karotten aus Dose oder Glas, Limonen, Olivenöl
25. Tag	Pastinake, Avocado, Naturjoghurt
26. Tag	Roggenbrot, Monoatriumglutamat, Garnelen oder Shrimps
27. Tag	Saccharintabletten, Kirschen, Rosenkohl
28. Tag	Hering, Mandeln, Rosinen

Richtlinien für das Testen der Nahrungsmittel

Wenn Sie an einem Tag drei neue Nahrungsmittel testen, lassen Sie zwischen den einzelnen möglichst viele Stunden vergehen. Testen Sie zum Beispiel Butter beim Frühstück, Lauch beim Mittagessen und Schweinefleisch beim Abendessen.

Wenn Sie keine Reaktion bekommen, können Sie dieses Nahrungsmittel bei der nächsten Mahlzeit hinzufügen. Falls Sie zum Beispiel Lamm und Reis (3. Tag) sicher getestet haben, können Sie am 7. Tag mittags Lamm, Reis und Lauch essen. Sie testen dann zu dieser Zeit nur den Lauch, und wenn Sie irgendeine Reaktion bekommen, kann sie nur durch Lauch verursacht sein.

Falls Sie eine Reaktion bekommen, dürfen Sie das nächste Nahrungsmittel erst dann testen, wenn Sie sich wieder wohl fühlen, andernfalls würden Sie den ganzen Test »schmeißen«. Womöglich müssen Sie bis zu drei Tagen warten. Wenn Sie eine gewisse Reaktion hatten, empfiehlt es sich, das betreffende Nahrungsmittel erneut zu testen, allerdings frühestens nach fünf Tagen.

Wenn Sie diese Testdiät einmal unterbrechen, müssen Sie ganz von vorne anfangen. Halten Sie sich streng an die Nahrungsmittel jedes Tages und essen Sie nichts anderes.

Sie werden feststellen, daß diese Liste unheimlich viele Nahrungsmittel nicht berücksichtigt. Sie läßt auch Speiseöl, zum Beispiel Sonnenblumenöl, aus. Ich glaube, Sie gehen kein Risiko ein, wenn Sie sehr früh etwa Sonnenblumenöl und eine mehrfach ungesättigte Margarine testen, so daß Sie diese zum Kochen verwenden können.

Diese Liste enthält die gängigsten Nahrungsmittel, die Allergien verursachen können. Nichts hindert Sie jedoch, selbst noch weitere Nahrungsmittel zu testen, wenn in der Aufstellung diejenigen fehlen, gegen die Sie einen Verdacht haben (etwa Gerste, Haselnüsse oder Chinatee).

Es besteht kein Grund, noch andere Nahrungsmittel zu testen, die in dieselbe Gruppe gehören wie die auf der Liste, zum Beispiel Rosenkohl und andere Kohlarten.

Die Isolierung des Allergens

Der springende Punkt bei dieser Liste ist, daß sie einzelne Bestandteile der Ernährung isoliert. Sie können sich krank fühlen, nachdem Sie ein Stück Kuchen gegessen haben – aber welcher Bestandteil des Kuchens bewirkt, daß Sie sich elend fühlen? Es kann der Rohrzucker sein, das Weißmehl, die Butter oder auch der Belag aus Kirschen.

Bei Brot könnten Sie feststellen, daß Sie eher gegen die Hefe als gegen den Weizen allergisch sind. Seien Sie besonders vorsichtig mit Zucker. Rübenzucker und Rohrzucker sind nicht dasselbe, und Sie können auf beide verschieden reagieren.

Glauben Sie bloß nicht, daß naturbelassene Nahrungsmittel grundsätzlich sicher sind! Es kommt durchaus vor, daß jemand auf Trauben, Äpfel, Mandeln oder Erdnüsse allergisch reagiert, auch wenn sie nicht raffiniert, verarbeitet oder in irgendeiner Weise verfälscht wurden.

Es erübrigt sich zu sagen, daß diese Diät sehr schwer durchzuhalten und in Gesellschaft praktisch unmöglich ist. Wenn Sie irgendwo eingeladen sind, ist es am sichersten, Sie nehmen sich ein Picknick aus unbedenklichen Nahrungsmitteln mit und erklären Ihrer Gastgeberin den Grund. Es ist zu riskant, außerhalb zu essen, weil Sie nicht wissen, was die wohlmeinende Köchin in die Soße gemischt hat.

Sie müssen auch sämtliche alkoholischen Getränke meiden, dürfen nicht rauchen und keinerlei Arzneimittel schlucken. Es ist auch sehr vernünftig, wenn Sie Ihren Hausarzt über das informieren, was Sie tun, aber wundern Sie sich nicht, wenn er das Ganze weniger ernst nimmt. Viele Ärzte glauben nicht an die Theorie der Nahrungsmittelallergie.

Wenn Sie mehrere Tage ein unbekömmliches Nahrungsmittel gemieden haben, werden Sie viel heftiger darauf reagieren, sobald Sie es dann wieder einmal essen. Das ist eine gute Methode, die verdächtigen Nahrungsmittel doppelt zu testen. Auch wenn Ihnen diese Nahrungsmittel eine schlechte Zeit verursachen, dürfen Sie sich nicht wundern, daß Sie eine besondere Vorliebe dafür haben. Beides zusammen ist oft ein sicheres Zeichen.

Meiden Sie allergene Nahrungsmittel

Das ist der wirklich harte Teil. Die gut vier Wochen des Austestens der Nahrungsmittel sind vergleichsweise leicht. Dann aber wird es wirklich mühevoll, weil Sie die Nahrungsmittel, gegen die Sie allergisch sind, meist besonders gern und häufig essen. Sehr wahrscheinlich zählen dazu einige, wenn nicht alle Bestandteile von Kuchen, Keksen und Süßspeisen. Es mögen auch durchaus die Nahrungsmittel sein, die Ihnen die Ausschlußdiät unter allen Umständen zu vermeiden befiehlt (Weizen, Rohrzucker, Milch, Butter, Käse, echter Bohnenkaffee – um nur die häufigsten Übeltäter zu nennen!). Andererseits werden Sie eventuell eine völlig andere Liste von Nahrungsmitteln entdecken, die auf Sie speziell zutreffen (oder auch nicht). Vielleicht stellen Sie auch fest, daß Sie gegen keines der Nahrungsmittel allergisch sind.

Welche Diät?

Es mag sehr verwirrend sein, fünf verschiedene Diäten kennenzulernen, die alle für sich beanspruchen, bei Multipler Sklerose eine
günstige Wirkung zu haben. Tatsächlich ist aber allen eine Menge
gemeinsam.

Gemeinsamkeiten bei den Diäten

1. *Sehr wenig oder gar keine gesättigten Fette.* Die meisten dieser
   Diäten stimmen darin überein, keine oder nur wenig Milchprodukte zu verwenden. Erlaubt sind fettarme Produkte,
   zum Beispiel Magermilch, Magerjoghurt, Magerkäse.
2. *Fisch (aber keine Schalentiere).* Einstimmig empfohlen.
3. *Blattgemüse, Gemüse und Hülsenfrüchte.* Sie sollten frisch verwendet werden; möglichst roh oder kurz gekocht. Dunkelgrüne Blattgemüse und Salate werden sehr empfohlen.
4. *Frisches Obst,* keine Obstkonserven.
5. *Nüsse, Samen und Samenöle.* Alle sehr gut (aber Vorsicht bei
   Erdnüssen). Sie sollten ungesättigt und unbehandelt sein.
6. *Keine raffinierten Kohlenhydrate, kein raffinierter Zucker, keine
   verarbeiteten oder abgepackten Nahrungsmittel.*
7. *Nicht rauchen!*

Die Hauptunterschiede zwischen den Diäten

1. *Gluten in Getreide: Weizen, Gerste, Hafer, Roggen.* Roger
   MacDougall und Rita Greer raten, sie unbedingt zu meiden.
   Die anderen empfehlen das volle Korn. Machen Sie den
   Nahrungsmittel-Allergietest um festzustellen, ob Sie gegen
   irgendetwas allergisch sind.

2. *Mageres Fleisch, Leber und andere Innereien.* Werden von allen außer von Rita Greer empfohlen. Da sie sehr reichlich Arachidonsäure, Vitamine, Mineralstoffe und Proteine spenden, sollten Sie nur darauf verzichten, wenn Sie sich nach dem Genuß schlecht fühlen. Wenn nicht, sollten sie einen wesentlichen Teil ihrer Kost ausmachen.
3. *Zucker.* Manche empfehlen naturreinen Honig und rohen Rohrzucker. Rita Greer verbannt Rohrzucker und Honig rigoros. Alle verbieten raffinierten Zucker. Testen Sie sich auf Naturhonig, Rübenzucker und Rohrzucker. Es wäre schade, unnötigerweise darauf zu verzichten.
4. *Alkohol.* Manche erlauben ihn in Maßen, andere verbieten ihn grundsätzlich. Vielleicht stellen Sie fest, daß Sie auf bestimmte Drinks allergisch reagieren. Alkohol hat die Eigenschaft, den Umwandlungsprozeß der essentiellen Fettsäuren zu hemmen und die Vitamin-B-Depots im Organismus zu entleeren. Deshalb verzichten Sie besser darauf.
5. *Milchprodukte.* Während Dr. Evers Milch und Milchprodukte von gesunden Weidetieren empfiehlt, lehnen andere Diäten Vollmilch und Milchprodukte ab, da sie viel gesättigte Fette enthalten. Verwenden Sie lieber Magermilch, Magerkäse und Magerjoghurt.

Welche Diät also?

Das wichtigste ist, aus Milchprodukten und fettem Fleisch die gesättigten Fette zu entfernen und sie durch ungesättigte Fette aus pflanzlichen Ölen zu ersetzen. Die einfachste Diät ist wahrscheinlich die mit den ungesättigten Fettsäuren (s. S. 45), da sie speziell für MS-Kranke entwickelt wurde und leicht zu befolgen ist. Wenn Sie daran denken, alle gesättigten Fette wegzulassen, wenn Sie reichlich Fisch, Leber, frisches Obst und Gemüse essen und nur natürliche Vollwertnahrungsmittel, die unraffiniert und unverarbeitet sind, sowie täglich einen frischen Rohkostsalat genießen, dann ernähren Sie sich ausgewogen, und das bekommt Ihnen auf jeden Fall gut.

Vitamine, Mineralstoffe und MS

Es gibt zwei Hauptgründe, warum Vitamine und Mineralstoffe zusätzlich eingenommen werden sollten. Der erste ist der, daß unsere Nahrung keine ausreichenden Mengen von Vitaminen und Mineralstoffen enthält. Eine Ernährung, bei der viel raffinierte und veredelte Nahrungsmittel zugeführt werden, weist am ehesten solche Mängel auf.

Der zweite und wichtigere Grund ist, daß verschiedene Vitamine und Mineralstoffe erwiesenermaßen in den einzelnen Stadien des biochemischen Umwandlungsprozesses der essentiellen Fettsäuren eine lebenswichtige Rolle spielen. Die vier entscheidenden Katalysatoren dieser Funktion sind:

Vitamin C (= Ascorbinsäure)
Vitamin B_6 (= Pyridoxin, Pyridoxal)
Vitamin B_3 (= Niacin, Nicotinamid, Nicotinsäure)
Zink

Diese Substanzen sind sogenannte Ko-Faktoren und an der Bildung der Endprodukte beim Stoffwechsel der essentiellen Fettsäuren, den Prostaglandinen, beteiligt (vgl. S. 32).

Diese speziellen Vitamine und Mineralstoffe wirken als Katalysatoren. Sie ermöglichen erst den normalen Ablauf der einzelnen Stoffwechselschritte. Ohne diese Substanzen werden die chemischen Reaktionen im Körper entweder verlangsamt oder mitunter gar völlig blockiert.

Darüber hinaus ist auch Vitamin E aus verschiedenen Gründen wesentlich: Es verhindert die Umwandlung ungesättigter Fettsäuren in toxische Substanzen. Wenn die Ernährung reich an essentiellen Fettsäuren ist, bildet Vitamin E eine unentbehrliche Ergänzung.

Die genannten Vitamine und Mineralstoffe sind am wichtigsten. In einigen Untersuchungen wurde jedoch nachgewiesen, daß weitere Vitamine und Mineralstoffe bei Erkrankungen, die Nerven und Muskeln befallen, günstige Wirkungen entfalten.

Die Gruppe der B-Vitamine

Die Vitamine B_6 (Pyridoxin) und B_3 (Niacin) sind unerläßlich für den Stoffwechsel der essentiellen Fettsäuren. Doch die anderen B-Vitamine werden bei MS ebenfalls in besonderem Maße benötigt.

Vitamine B_1 (Thiamin) und B_2 (Riboflavin)
Bekanntlich führen B_1-Mangelzustände zu Polyneuritis (Nervenentzündungen). Menschen mit multipler Sklerose leiden offenbar unter einem Mangel an Vitamin B_2. Vitamin B_1 soll Erkrankungen wie zum Beispiel Nervenentzündungen mit Taubheit der Hände und Brennen in Händen und Füßen bessern. Ein Mangel an Vitamin B_2 wird mit Augenleiden (beispielsweise retrobulbäre Neuritis, verschwommenes Sehen) und mit neurologischen Symptomen wie Taubheit, Tremor und Harnabflußstörungen in Verbindung gebracht.

Vitamin B_3 (Niacin, Nicotinamid)
Menschen mit MS sollen einen B_3-Mangel aufweisen. Vitamin B_3 bildet einen Teil der Enzymsysteme des Organismus und ist unentbehrlich bei den biochemischen Umwandlungsprozessen, die im Körper ablaufen.

Vitamin B_6 (Pyridoxin)
Vitamin B_6 scheint bei der Gesunderhaltung von Muskeln und Nerven eine wichtige Aufgabe wahrzunehmen. Es wird für die ersten Stufen im Stoffwechsel der essentiellen Fettsäuren benötigt.

Vitamin B_{12}
B_{12}-Mangelzustände verursachen mitunter eine MS-ähnliche Symptomatik. Schlurfender Gang oder Lähmungserscheinungen können auftreten, sind aber meist mit einer schweren Anämie (Blutarmut) gekoppelt.

Pantothensäure

Bei bestimmten Labortieren konnten durch Pantothensäure-Mangel ein Verlust der Myelinscheiden und degenerative Veränderungen in Rückenmark und peripheren Nerven erzeugt werden. Unter Streß ist der Bedarf an Pantothensäure erhöht. Die Substanz wirkt streßabbauend.

Cholin und Inosit

Cholin ist am Fettstoffwechsel beteiligt. Es ist ein Bestandteil des Lezithins. Auch Inosit fördert den Fettstoffwechsel und scheint eine positive Wirkung auf das Muskelgewebe auszuüben. Nachweislich korrigiert es bestimmte Nervenleitstörungen, die bei Diabetikern vorkommen.

Folsäure

Folsäure scheint an der Zellneubildung mitzuwirken. Sie ist sehr wichtig für die Blutbildung und für die Gesunderhaltung der Verdauungsorgane. Neuere Untersuchungen ergaben, daß sie auch für eine gesunde Nervenfunktion unentbehrlich ist. Mehrere Studien weisen darauf hin, daß Mangel an Folsäure der häufigste Vitaminmangel ist. MS-Kranke sollten sie daher zusätzlich einnehmen.

Biotin

Der Organismus benötigt Biotin zur Unterstützung des Fettstoffwechsels. Ein Mangel kann zu Störungen im Nervensystem führen.

Vitamin-B-reiche Nahrungsmittel

Sie werden feststellen, daß für die Diät mit essentiellen Fettsäuren lauter Nahrungsmittel empfohlen werden, die viele B-Vitamine enthalten (s. S. 48). Die Hauptlieferanten sind Leber, Nieren, andere Innereien, Hefe, Weizenkeime und dunkelgrüne Blattgemüse.

Vitamin B_1: Hefe, Weizenkeime, naturbelassene Getreide, Kleie, Erbsen, Bohnen, Eidotter, Nieren, Leber, Schweinefleisch.

Vitamin B$_2$: Hefe, Leber, Blattgemüse, Herz, Muskelfleisch vom Rind, Kalbfleisch, Huhn, Aprikosen, Tomaten, Milch.

Vitamin B$_3$: Leber, Fleisch, Fisch, Hefe, Weizenkeime, Eier, Nüsse.

Vitamin B$_6$: Hefe, Leber, Reis, Erbsen, Bohnen, Linsen, Erdnüsse, Fisch.

Vitamin B$_{12}$: Leber, Nieren, Fleisch, Fisch, Milch, Käse, Eier.

Folsäure: Dunkelgrüne Blattgemüse, Leber, Nieren, Rindfleisch, Weizenkeime.

Pantothensäure: Hefe, Leber, Nieren, Weizenkeime, Erbsen, Sojabohnen, naturbelassene Getreide.

Cholin und Inosit: Weizenkeime, Leber, Hirn, Nieren, Herz, Hefe, Eier, Hafermehl, Bohnen, Erbsen, Spargel, Rosenkohl, Kohl, Karotten, Spinat, Rüben, Kartoffeln, Grapefruit, Orangen, Pfirsiche, Erdnüsse, Erdbeeren, Sojalezithin.

Biotin: Hefe, Leber, Nieren, Eidotter, Melasse, Erbsen.

Vitamin-B-arme Nahrungsmittel

Die B-Vitamine gehen beim Veredelungsprozeß des Weizens fast vollständig verloren. Daher fehlen B-Vitamine in Weißbrot und Weißmehl und in allen Produkten, die aus Weißmehl hergestellt werden. Weizenkeime liefern sehr viel B-Vitamine. Wenn man den Keim aus dem Getreide entfernt, gehen also auch die B-Vitamine verloren. Mit anderen raffinierten Getreiden verhält es sich ebenso.

Alle B-Vitamine sind wasserlöslich. Da sie nicht im Organismus gespeichert werden, muß man sie täglich zuführen. Beim Kochen sind diese Vitamine gegen Hitze, Sauerstoff und Wasser sehr empfindlich. Wenn die Nahrung in zuviel Wasser gekocht wird, werden die B-Vitamine ausgeschwemmt und mit dem Kochwasser durch den Ausguß weggeschüttet. Beim Kochen werden auch reichlich Vitamin B$_6$ und Folsäure durch Hitze zerstört. Außerdem gehen manche B-Vitamine verloren, wenn die Nahrungsmittel dem Licht ausgesetzt sind.

Alkohol, Kaffee und andere koffeinhaltige Getränke wirken im Organismus als Vitamin-B-Räuber. Diese anregenden Mittel scheinen den Verlust an fast allen wasserlöslichen Nährstoffen zu vergrößern. Amerikanische Untersuchungen ergaben, daß Koffein zu einer Inosit-Verarmung im Körper führt.

Viele B-Vitamine werden im Körper von Darmbakterien synthetisiert. Wenn Sie ein Antibiotikum nehmen müssen, kann es folglich die an diesem Prozeß beteiligten Bakterien zerstören.

Die Antibabypille raubt dem Körper Vitamin B_6.

Ergänzende Zufuhr von B-Vitaminen

Die bisherigen Ausführungen müßten Sie eigentlich überzeugen, daß die Einnahme zusätzlicher B-Vitamine empfehlenswert ist. Die B-Vitamine sind synergistisch, das bedeutet, sie wirken besser, wenn sie zusammen eingenommen werden. Wahrscheinlich ist die Wirkung optimal bei gleichzeitiger Einnahme mit anderen Vitaminen und Mineralstoffen. Seien Sie vorsichtig, und nehmen Sie vor allem Vitamin B_1 nicht allein.

Mit Ausnahme von Vitamin B_{12}, das nach Auffassung vieler Ärzte nur auf dem Injektionsweg wirkt, können alle B-Vitamine in Kapsel- oder Tablettenform geschluckt werden. Eine häufige Ursache des B_{12}-Mangels ist nämlich nicht ein Defizit in der Ernährung, sondern eine Erkrankung des Magens, bei der das Vitamin nicht aus dem Verdauungskanal in den Organismus resorbiert werden kann.

Im folgenden Text stehen neben den Angaben über benötigte Vitamin-Tagesmengen in Klammern die von den Experten der amerikanischen Food an Nutrition Board empfohlenen Dosen (aus: Wissenschaftliche Tabellen Geigy, 8. erw. Aufl. 1977). Dosisangaben für Präparate sind überwiegend der Roten Liste entnommen.

Vitamin B_1 (Thiamin): Die benötigte Tagesmenge für gesunde Erwachsene wird mit 1 mg angegeben (0,5 mg pro 1000 kcal Energiezufuhr). Die amerikanische Ernährungswissenschaftlerin Adelle Davis empfiehlt jedoch 5 mg täglich für Erwachsene. Handelsübliche Tabletten mit Vitamin-B-Komplex enthalten bis zu 8 mg Vitamin B_1 pro Tablette. In hohen Dosen ist B_1 toxisch.

Vitamin B_2 (Riboflavin): Der Tagesbedarf wird auf 1,7 bis 5 mg für Erwachsene geschätzt (0,6 mg pro 1000 kcal Energiezufuhr). Handelsübliche Tabletten enthalten meist nicht mehr als 5 mg, aber es gibt auch höher dosierte Präparate (10 mg).

Vitamin B_3 (Niacin): Ernährungswissenschaftler halten eine Zufuhr von 20 bis 30 mg pro Tag bei Erwachsenen für notwendig (6,6 mg pro 1000 kcal Energiezufuhr). Die Dosierung in einem handelsüblichen Präparat beträgt 200 mg (Nicobin).

Vitamin B_6: Durchschnittliche gesunde Erwachsene brauchen 2 bis 3 mg täglich (1,25 bis 2,5 mg), aber MS-Kranke sollten viel höhere Dosen nehmen. Frauen, die an prämenstruellem Syndrom leiden oder die Antibabypille nehmen, benötigen besonders hohe Dosen. Vitamin B_6 wird in Dosen bis zu 300 mg/Tablette angeboten. Eine bedarfsdeckende Dosis sind 200 mg täglich.

Vitamin B_{12}: gibt es kombiniert oder rein in Ampullen zur intramuskulären Injektion. Die Häufigkeit der Injektionen bestimmt der Arzt. Dringend notwendig sind sie nur bei Menschen, die an perniziöser Anämie leiden. Tropfen zum Einnehmen enthalten 50 µg/ml (Berubi; 1 µg = 1 Mikrogramm = 10^{-3} mg).

Pantothensäure: Der Tagesbedarf liegt bei 10 mg (5 bis 10 mg). Handelspräparate enthalten 100 mg pro Tablette (Bepanthen).

Cholin und Inosit: Der Bedarf ist nicht genau bekannt, dürfte aber mit 650 mg täglich für Cholin und 1000 mg täglich für Inosit ziemlich hoch liegen. Handelsübliche Präparate enthalten bis zu 500 mg Inosit je Tablette. Bis zu 1000 mg Inosit täglich dürfen genommen werden. Cholin in Ampullen zu 125 mg wird ein- bis mehrmals wöchentlich injiziert.

Folsäure: Gewöhnlich werden 0,5 mg täglich empfohlen (100 bis 400 µg/Tag), aber bis zu 10 mg täglich decken sicher den Bedarf. Im Handel sind Tabletten zu 5 mg.

Biotin: Der Tagesbedarf ist nicht bekannt. Es werden aber große Mengen im Körper synthetisiert.

Vitamin C (Ascorbinsäure)

Die zusätzliche Zufuhr von Vitamin C ist unerläßlich. Da es nicht im Körper gespeichert wird, muß es täglich aufgenommen werden. Vitamin C hat im Zusammenhang mit der Multiplen Sklerose zwei wesentliche Funktionen: Es regt nachweislich die Bildung von Prostaglandinen an, wenn es mit essentiellen Fettsäuren, Vitamin B_6 und Zink zugeführt wird. Ascorbinsäure unterstützt insbesondere den Umwandlungsprozeß von Dihomo-gamma-Linolensäure zu Prostaglandinen. Die zweite wesentliche Aufgabe von Vitamin C ist die antioxidierende Wirkung bei einer Ernährung, die reichlich essentielle Fettsäuren enthält.

Ascorbinsäure ist auch ein starkes Entgiftungsmittel und Therapeutikum bei Infektionen. Sie hilft dem Organismus, sich gegen fremde Substanzen, die ins Blut gelangen, zu verteidigen, und stärkt die bakteriziden Fähigkeiten der weißen Blutkörperchen.

Ascorbinsäurehaltige Nahrungsmittel
Besonders reich an Ascorbinsäure sind Hagebutten, schwarze und rote Johannisbeeren, Erdbeeren und Zitrusfrüchte. Die Ascorbinsäure wird jedoch beim Kochen durch die Hitze zerstört und geht durch das Wasser, das nach dem Kochen weggegossen wird, verloren.

Zufuhr von Vitamin C
Der Mindestbedarf des Erwachsenen soll ca. 150 mg täglich betragen (50 mg), aber für MS-Kranke werden viel höhere Dosen empfohlen. Mit der Ernährung allein ist das nicht möglich, daher sollten Sie Vitamin C zusätzlich nehmen.

Vitamin C ist nicht toxisch. Daher ist es ungefährlich, hohe Dosen einzunehmen. Die am höchsten dosierten Tabletten enthalten 1000 mg je Tablette. Diese Dosis zweimal täglich ist einigermaßen angemessen. Vitamin C ist in Form von Tabletten, Brausetabletten und Pulver erhältlich. Das Ascorbinsäure-Pulver (auf Meßlöffel achten) ist am preiswertesten.

Vitamin E ist unerläßlich, um die Oxidation ungesättigter Fette in gefährliche Peroxide zu verhindern. Wahrscheinlich hemmt es auch die Umwandlung essentieller Fettsäuren zu toxischen Substanzen. Wenn Sie eine Diät befolgen, die sehr viel essentielle Fettsäuren enthält, und wenn Sie Kapseln mit Nachtkerzenöl einnehmen, müssen Sie daher unbedingt genügend Vitamin E zuführen. Zusätzliche Gaben von Vitamin E sind auch bei einer glutenfreien Diät wichtig, da nämlich die verbotenen Weizenkeime die reichste Quelle dieses Vitamins sind.

Wenn infolge Vitamin-E-Mangels die essentiellen Fette, die am Zellaufbau beteiligt sind, durch Sauerstoff geschädigt werden, fallen die roten Blutkörperchen zusammen. In gleicher Weise können Muskelzellen zerstört werden, wenn Vitamin E fehlt. Bei unzureichender Versorgung mit Vitamin E kommt es zur Muskelschwäche, und die Muskeln werden durch einen erhöhten Calciumgehalt funktionell beeinträchtigt.

Vitamin-E-haltige Nahrungsmittel
Außer in Weizenkeimen ist Vitamin E auch im Keim der anderen Getreidesorten und in pflanzlichen Ölen enthalten.

Vitamin E geht in veredelten Weizen- und anderen Getreideprodukten weitgehend verloren. Auch gehärtete pflanzliche Öle haben den größten Teil ihres Vitamin-E-Gehaltes eingebüßt.

Zusätzliche Vitamin-E-Gaben
Wenn Sie sich bisher von raffinierten und veredelten Nahrungsmitteln ernährt haben, besteht die Gefahr, daß Ihre Kost zu wenig Vitamin E enthalten hat. Der tägliche Mindestbedarf liegt bei etwa 30 mg (21 bis 30 mg). Das Vitamin ist kaum toxisch und darf in hohen Dosen genommen werden. Es wird gut im Körper gespeichert. Die Handelspräparate enthalten 10 bis 100 mg Vitamin E pro Tablette oder Dragée. Tagesdosen bis zu 600 mg können angezeigt sein.

Vitamin F

Dies ist eine veraltete Bezeichnung für essentielle Fettsäuren, die aber allmählich wieder gebräuchlich wird, obwohl es sich streng genommen nicht um ein Vitamin handelt.

Nachtkerzenöl ist die reichste und einfachste Quelle für essentielle Fettsäuren. Das Öl in Kapseln enthält die kostbare unentbehrliche gamma-Linolensäure (s. S. 36).

Da es keine Nahrungsmittel gibt, die gamma-Linolensäure enthalten, muß sie zusätzlich zugeführt werden. Vertriebsfirmen für Nachtkerzenöl sind in diesem Buch auf Seite 37 angegeben.

Lezithin

Lezithin spielt eine entscheidende Rolle im Fettstoffwechsel. Die amerikanische Ernährungswissenschaftlerin Adelle Davis berichtet über Autopsieergebnisse von MS-Kranken, bei denen eine deutliche Abnahme des Lezithingehaltes des Gehirns und der Myelinscheiden um die Nervenfasern nachgewiesen wurde, die normalerweise lezithinreich sind. MS-Kranke weisen offenbar anormale Lezithin-Spiegel und statt der ungesättigten mehr gesättigte Fette auf.

Lezithin wird ständig in der Leber gebildet, gelangt mit der Gallenflüssigkeit in den Darm und wird ins Blut resorbiert. Es ist am Transport der Fette beteiligt, hilft den Zellen, Fette und Cholesterin aus dem Blut zu eliminieren, und dient als Baustoff für jede Körperzelle, besonders für Gehirn- und Nervenzellen.

Lezithin besteht aus mehreren Substanzen, die für ihren Aufbau essentielle Fettsäuren, Cholin und Inosit und für ihre Synthese zahlreiche andere Nährstoffe benötigen. Wenn diese Nährstoffe knapp sind, wird im Körper zu wenig Lezithin gebildet. Zu diesen Nährstoffen gehören Vitamin B6 und Magnesium.

Zusätzliche Gaben von Lezithin
Lezithin in Kapseln, Tabletten, Granula oder als Saft kann die Ernährung problemlos ergänzen. Die Tagesdosen können bis zu 1200 mg betragen.

Lebertran

Lebertran in Kapseln oder in flüssiger Form ist ausgezeichnet, da er sehr viel alpha-Linolensäure enthält. Das ist vor allem angebracht, wenn Sie nicht viel Fisch essen. Lebertran spendet auch reichlich Vitamin A (Tagesbedarf 1200 μg) und Vitamin D (Tagesbedarf 400 IE Cholecalciferol), die der Körper ebenfalls benötigt. Beide Vitamine dürfen *nicht überdosiert* werden!

Mineralstoffe und MS

Mineralstoffe sind wesentlicher Bestandteil einer Diät, die viel essentielle Fettsäuren enthält. Sie unterstützen den biochemischen Umwandlungsprozeß im Körper. Ohne sie können diese komplizierten lebenswichtigen Funktionen nicht regelrecht ablaufen.

Vorläufige Untersuchungen ergaben, daß Zink für die Synthese der Prostaglandine aus essentiellen Fettsäuren entscheidend ist. Auch Kupfer, Mangan, Eisen, Magnesium und Selen haben wichtige Aufgaben zu erfüllen.

Mineralstoffe und Spurenelemente sind für den Menschen essentiell. Die zahlreichen chemischen Reaktionen, die ständig im Körper stattfinden, würden ohne diese Stoffe nicht richtig ablaufen.

Zink

Zink ist ein Bestandteil von mehr als achtzig körpereigenen Enzymen und Hormonen. Für die ersten Schritte bei der Umwandlung der essentiellen Fettsäuren zu Prostaglandinen und wahrscheinlich auch für eine spätere Phase ist es unentbehrlich.

Zinkhaltige Nahrungsmittel

Zink findet sich in den gleichen Nahrungsmitteln wie die B-Vitamine, die wiederum für die Diät mit essentiellen Fettsäuren empfohlen werden: Leber, Nieren, die meisten Fleischsorten, Fisch, Schalentiere (Austern schneiden am besten ab), grüne Blattgemüse.

Veredelte Nahrungsmittel wie Weißzucker und Weißbrot haben meist auch den niedrigsten Zinkgehalt. Deshalb dürften einkommensschwache Personen infolge ihrer entsprechenden Ernährung an einem Zinkmangel leiden. Einiges spricht auch dafür, daß körperbeschädigte und kranke Menschen eine erhöhte Zinkausscheidung haben. Alhohol, Kortikosteroide und die Antibabypille führen ebenfalls zu einem Zinkverlust des Körpers.

Zusätzliche Zinkgaben
Wenn Sie genügend zinkreiche Nahrungsmittel essen, brauchen Sie Ihre Kost nicht durch Zinkgaben zu ergänzen (Tagesbedarf 8 bis 10 mg). Da Zink aber überaus notwendig ist, können vorsorglich Tabletten zu 2,5 oder 5 mg eingenommen werden. Zinkpäparate im Handel enthalten zum Beispiel in der Bundesrepublik Deutschland Zinkaspartat oder Zinkorotat.

Kupfer

Eine der fundamentalen Aufgaben kupferhaltiger Enzyme ist der Schutz der Körperzellen vor Schäden durch oxidierende Mittel. Kupfer-Mangel schwächt die Entgiftungsfunktion, so daß sich im Körper allmählich Gifte ansammeln können. Kupfer hat noch viele weitere Funktionen, unter anderem bei der Eisenverwertung des Körpers.

Kupferhaltige Nahrungsmittel
Auch hier sind die wichtigsten Spender Fisch, Schalentiere (Austern und Hummer enthalten sehr viel Kupfer), Leber, Nieren, Herz, Hirn. Nüsse, Samen, Gemüse, Rosinen und Pflaumen sind ebenfalls sehr gute Quellen. Wenig Kupfer findet sich in Milch und Molkereiprodukten, Frühstücksfleisch, Zucker, Reis und Feinmehl.

Wenn Sie regelmäßig genügend kupferreiche Nahrungsmittel essen, decken Sie Ihren Bedarf (2 bis 5 mg pro Tag) und brauchen keine zusätzlichen Gaben. Als Medikament sind Kupferorotat-Tabletten erhältlich.

Eisen hat vor allem die Aufgabe, den ganzen Körper mit Sauerstoff zu versorgen. Es ist Bestandteil des roten Blutfarbstoffs Hämoglobin, der Sauerstoff transportiert. Eisenmangel hat zur Folge, daß weniger Sauerstoff zu den Zellen gelangt. Bei Sauerstoffmangel fühlen Sie sich schlapp und müde. Eisen ist auch Bestandteil einiger anderer essentieller Enzyme im Körper.

Eisenhaltige Nahrungsmittel
Die besten Spender sind Fleisch und Innereien (besonders Nieren und Leber), Gemüse, Hülsenfrüchte (Gartenbohnen und Linsen) naturbelassene Getreide, Brot und Mehl. Am leichtesten wird Eisen aus Fleisch verwertet. Eisen, das raffiniertem Weißbrot zugesetzt wird, ist wertlos. Die übliche Ernährung in der westlichen Zivilisation liefert 10 bis 15 mg Eisen pro Tag, aber nur 5 bis 10% davon werden resorbiert. Bei fleischloser Kost ist die Resorption noch geringer. Daher können Eisenpräparate nötig sein. (Je nach Alter und körperlicher Verfassung beträgt der Tagesbedarf 0,5 bis 3,5 mg. Wegen der Verluste bei der Eisenverwertung müssen täglich 5 bis 35 mg Eisen zugeführt werden.)

Magnesium

Ein Mangel an Magnesium bringt die Nerv-Muskel-Funktionen durcheinander und kann mit Tremor, Krämpfen, Übererregbarkeit und Verhaltensschwierigkeiten einhergehen. Eine Gruppe gesunder freiwilliger Versuchspersonen entwickelte im Laufe einer Magnesium-Mangeldiät Muskelspasmen und -schwäche, unwillkürliche Zuckungen und eine unbeherrschbare Blasenschwäche. Diese Symptome verschwanden, sobald die Versuchspersonen wieder Magnesium erhielten. Manche MS-Kranke in den USA berichteten, daß sie nach Magnesium-Gaben keine Krämpfe mehr in den Füßen bekamen.

Die Aufgaben des Magnesiums im Stoffwechsel stehen in enger Beziehung zu denen von Calcium und Phosphor. Sowohl Calcium außerhalb als auch Magnesium innerhalb der Zellen unterstützen die Übertragung von Nervenimpulsen auf die Muskeln.

Magnesiumhaltige Nahrungsmittel
Sojabohnen, getrocknete Bierhefe, Mandeln, Paranüsse, Vollwei-
zenmehl, Erdnüsse, Naturreis, getrocknete Feigen. Weißmehl,
Weißbrot, Milch, Eier, Käse und Fleisch enthalten sehr wenig
Magnesium. Eine einseitige Ernährung mit raffinierten Kohlen-
hydraten und veredelten Nahrungsmitteln führt zu Magnesium-
mangel.

Zusätzliche Magnesiumgaben
Wenn Sie bisher viel raffinierte und veredelte Nahrungsmittel zu
essen pflegten, benötigen Sie womöglich zusätzlich Magnesium
(Tagesbedarf 120 bis 250 mg pro 1000 kcal Energiezufuhr). Die
Handelspräparate enthalten ca. 60 bis 120 mg Magnesium pro
Tablette.

Selen

Selen erfüllt Schutzfunktionen im Körper. Es ist in der Glutathion-Peroxidase (GTP), einem Enzym, enthalten. Verschieden-
artige Substanzen, die Zellen angreifen, werden rasch durch GTP
zerstört, bevor sie irgendwelche Schäden anrichten können. Selen-
mangel vermindert die Wirksamkeit von GTP, und dann sind die
Zellen des Körpers gefährdet. Auch die weißen Blutkörperchen
enthalten große Mengen Glutathion-Peroxidase. Selen allein ge-
nügt wahrscheinlich nicht, um den Körper zu schützen. Vitamin E
ist dazu ebenfalls erforderlich. Ebenso wie Vitamin E ist Selen ein
starkes Antioxidationsmittel.

Selenhaltige Nahrungsmittel
Am meisten Selen findet sich in Nahrungsmitteln, die auch andere
Spurenelemente enthalten. Das sind Innereien (Leber, Nieren,
Hirn, Herz, Bries), Meeresfrüchte, Nüsse, Gemüse, Obst, naturbe-
lassene Getreide.
   In raffinierten und behandelten Nahrungsmitteln geht Selen
verloren. (Vermutlicher Tagesbedarf: 60 bis 120 µg).

Mangan wird für den Lipidstoffwechsel, für die Steuerung der nervösen Erregbarkeit und für Entwicklung und Wachstum gesunder Knochen benötigt. Dieser Mineralstoff hat direkten Einfluß auf die Abwehrmechanismen des Organismus. Eine fundamentale Aufgabe des Mangans besteht in der Synthese der Glykoproteide – das sind Zucker-Proteinverbindungen – in den Körperzellen. Diese Glykoproteide umhüllen jede Zelle und schützen sie gegen eindringende Viren. Mangan ist auch für die Verwertung von Vitamin C notwendig.

Manganhaltige Nahrungsmittel
Weizenkleie, die meisten Nüsse, frische Grüngemüse, Alfalfa, Tee. In stark veredelten Nahrungsmitteln ist Mangan nicht mehr vorhanden. (2 bis 3 mg Mangan in der Kost decken vermutlich den Tagesbedarf.)

Orotsäure

Orotsäure (auch Vitamin B_{13} genannt) steht zwischen Vitamin und Mineralstoff und wird in Europa manchmal bei der Behandlung der Multiplen Sklerose eingesetzt. Der Organismus benötigt sie für den Folsäure- und Vitamin-B_{12}-Stoffwechsel. Außerdem ist sie unerläßlich für die Erneuerung oder Wiederherstellung mancher Zellen. Bei der Verwertung der Mineralstoffe im Körper soll sie eine wichtige Rolle spielen.

In biologisch angebauten Wurzelgemüsen kommt Orotsäure natürlich vor, ferner in Molke, dem flüssigen Anteil der sauren oder geronnenen Milch. In England werden Orotsäureverbindungen von der Cantassium Company hergestellt: Calciumorotat 500 mg, Chromorotat 10 mg, Kupferorotat 50 mg, Eisenorotat 50 mg, Magnesiumorotat 500 mg, Manganorotat 50 mg, Kaliumorotat 150 mg, Zinkorotat 100 mg. In der Bundesrepublik Deutschland sind Zinkorotat 40 mg, Kupferorotat 2 mg und Orotsäuremonohydrat 250 mg im Handel.

Handelsübliche Vitamin- und Mineralstoffpräparate

In England haben einige Firmen Multivitamin- und Mineralstofftabletten herausgebracht, deren Zusammensetzung speziell für MS-Kranke bestimmt ist, die eine Diät mit essentiellen Fettsäuren befolgen.

RM-Tabletten
Roger MacDougall, der die glutenfreie Plus-Diät entwickelte, ist an der Firma Regenics beteiligt. Die Zusammensetzung der von Regenics hergestellten RM-Tabletten ersehen Sie aus der Tabelle 4.
  Dosierung: Dreimal täglich 4 Tabletten zu den Mahlzeiten. Zusätzlich empfiehlt Roger MacDougall dreimal täglich Vitamin-B_{12}-Gaben (10 µg).
Hersteller der RM-Tabletten:
  Regenics Ltd.
  25–27 Oxford Street
  London W1R 1RF

Tab. 4 Zusammensetzung der RM-Tabletten

Nährstoff	Dosierung (mg/Tbl.)
Cholinbitartrat	10
Vitamin B_1	2
Vitamin B_2	1
Vitamin B_6	6
Vitamin C	25
Vitamin E	7,5
Folsäure	0,015
Inosit	10
Nicotinamid (B_3)	40
Pantothensäure	12
Calciumglukonat	75
Magnesiumkarbonat	75
Lezithin	25

Tab. 5. Zusammensetzung der Cantamac-Tabletten

Nährstoff	Dosierung (mg/Tbl.)
Vitamin B$_1$	4
Vitamin B$_2$	2
Vitamin B$_3$	166
Vitamin B$_6$	10
Pantothensäure	20
Vitamin E	30
Vitamin C	100
Calciumglukonat	150
Magnesiumhydroxid	150

Hersteller der Cantamac-Tabletten:
Cantassium Company
225 Putney Bridge Road
London SW 15 2PY

Vital 4
Die Cantassium Company stellt auch das Präparat Vital 4 her, das
speziell zur Einnahme von Nachtkerzenöl empfohlen wird.

Tab. 6. Zusammensetzung der Vital 4-Tabletten

Nährstoff	Dosierung (mg/Tbl.)
Vitamin B$_6$	50
Vitamin E	50
Vitamin C	250
Zinkglukonat	5

Der englische Hersteller von Efamol (Britannia Pharmaceuticals
Ltd.) produziert auch *Efavite,* das mit den Nachtkerzenölkapseln
eingenommen werden kann, denn sie enthalten essentielle »Ko-
Faktoren«, die die Synthese der essentiellen Fettsäuren fördern.
Diese Tabletten wurden nicht speziell für MS, sondern für eine
Reihe von Zuständen entwickelt, bei denen essentielle Fettsäuren
als lebenswichtig gelten. Efavite eignet sich aber auch gut für
MS-Kranke. Die Zusammensetzung ersehen Sie aus Tabelle 7.

Tab. 7. Zusammensetzung der Efavite-Tabletten

Nährstoff	Dosierung (mg/Tbl.)
Vitamin C	125
Vitamin B_6	25
Vitamin B_3 (Niacin)	7,5
Zinksulfat	2,5

Anmerkung: Efamol enthält bereits Vitamin E, das daher in den Efavite-Tabletten fehlt.

Abschließende Hinweise

Multivitamin- und -mineralstofftabletten haben den Nachteil, daß manche Bestandteile ziemlich niedrig dosiert sind. Andererseits ziehen Sie vielleicht eine einfachere und weniger umständliche Ergänzungsbehandlung vor. Außerdem sind die Kombinationspräparate oft preiswerter.

In der Bundesrepublik Deutschland sind Vitamine und Mineralstoffe als Einzelsubstanzen, aber auch als ausgezeichnete Kombinationspräparate erhältlich. Multivitaminpräparate mit Mineralstoffen sind *Cobidec, Combionta, Eunova, Multibionta mineral* oder *Supradyn*, um nur einige zu nennen. Bevor Sie derartige Präparate in höheren als den im Beipackzettel angegebenen Dosen nehmen, besprechen Sie sich mit Ihrem Arzt! Bei sehr hohen Dosen können nämlich manche Substanzen wie zum Beispiel Vitamin A, Vitamin D, Eisen u. a. unverhältnismäßig hoch überdosiert werden und sehr unerfreuliche Nebenwirkungen erzeugen.

Wenn Ihnen eine lange Reihe von Arzneifläschchen im Küchenschrank sympathischer ist, hier die erforderlichen Substanzen:

Vitamin C: bis zu 1 g/Tbl.
Vitamin E: 10–100 mg/Tbl.
Vitamin B_1:   bis zu 8 mg/Tbl.   Überdosierungen
Vitamin B_2:   bis zu 10 mg/Tbl.   vermeiden!
Vitamin B_3:   z. B. 200 mg/Tbl.
Vitamin B_6:   bis zu 300 mg/Tbl.
Pantothensäure: 100 mg/Tbl.

Inosit:	bis zu 500 mg/Tbl.
Cholin:	Ampullen zur Injektion
Folsäure:	5 mg/Tbl.
Multimineral-tabletten	mit Zink, Eisen, Kupfer, Magnesium, Selen, Calcium, Kalium und Mangan (Apotheker fragen!)
Lebertran	für Vitamin A und D Überdosierungen vermeiden!
Lezithin	Kapseln, Tabletten, Granula oder Saft (Apotheker fragen!)
Plus	Nachtkerzenöl (Efamol- oder Naudicelle-Kapseln. Dreimal täglich 2 Kapseln zu den Mahlzeiten.)

Im Idealfall sollten die Tabletten alle zur gleichen Zeit eingenommen werden, da sie zusammen am besten wirken.

Behandlung mit Kolchizin, Nachtkerzenöl und zusätzlichen Substanzen

Dr. David Horrobin in Kanada konnte nachweisen, daß Kolchizin (ein Alkaloid aus Herbstzeitlosen) eine günstige Wirkung entfaltet, wenn es mit Nachtkerzenöl, Vitamin C, Vitamin B6, Niacin und Zink eingenommen wird. Es scheint die Wirkung des Nachtkerzenöls bei der biochemischen Umwandlung zu Prostaglandinen um das zwei- bis dreifache zu verstärken.

Bei MS wird Kolchizin in Form von Tabletten zu 0,5 mg verordnet. Diese Einzeldosis ist nicht toxisch und hat nicht die Nebenwirkungen zur Folge, die bei höheren Kolchizin-Dosen auftreten können. Je eine Tablette morgens und abends ist die übliche Dosierung.

Kolchizin ist eine rezeptpflichtige Substanz und muß vom Arzt verschrieben werden. D. F. Horrobins Arbeit »Multiple Sklerosis: The Rational Basis for Treatment with Colchicine and Evening Primrose Oil« wurde in der kanadischen Zeitschrift *Medical Hypotheses* 5: 365–378 (1979) publiziert. Sonderdrucke können über P. O. Box 10, Nun's Island, Montreal H3E 138, Canada, angefordert werden.

Alkohol und Nikotin

Alkohol scheint bei der Multiplen Sklerose nachteilig zu wirken. Er hemmt den Umwandlungsprozeß der essentiellen Fettsäuren. Dieser lebenswichtige Prozeß sollte aber in keiner Weise gestört werden.

Alkohol bewirkt eine Zunahme der gesättigten Fette im Blut. Er steigert den Bedarf an Vitamin B_1, Pantothensäure und Cholin. Abgesehen davon kann Alkohol die Symptome der MS verschlimmern, so daß Sie wie betrunken aussehen können. Er kann die Koordination verschlechtern. Stehen, Gehen, Fingerbewegungen, Augenbewegungen und Sprache werden beeinträchtigt.

Außerdem könnten Sie gegen irgendeinen Bestandteil in alkoholischen Getränken allergisch reagieren. Wer sich glutenfrei ernährt, darf auf keinen Fall Bier und Spirituosen trinken. Vielen alkoholischen Getränken ist Zucker zugesetzt. Manchmal kann auch Hefe zu einer Reaktion führen.

Alkohol stimuliert keineswegs, sondern wirkt dämpfend. Statt Sie zu animieren, kann er Sie durchaus traurig stimmen.

Manche Diäten für MS-Kranke erlauben Alkohol in kleinen Mengen. Wenn Sie feststellen, daß Ihnen ein Glas edler Wein oder Sherry gut bekommt, dürfen Sie dieses Vergnügen unbeschadet gelegentlich genießen.

Wahrscheinlich ist es in Gesellschaft am schwersten, Alkohol abzulehnen. Jeder erwartet vom anderen, daß er Alkohol trinkt, und bei Parties bekommt man immer gleich ein Glas mit etwas Alkoholischem in die Hand gedrückt. Wenn Sie sich aber nach dem Trinken krank fühlen, müssen Sie diesem gesellschaftlichen Druck widerstehen. Bestehen Sie auf reinen ungesüßten Fruchtsäften oder Mineralwasser.

Wenn Sie nach einer speziellen MS-Diät leben wollen, müssen Sie das Rauchen aufgeben. Es weist einiges darauf hin, daß Zigarettenrauchen die gute Wirkung einer an essentiellen Fettsäuren reichen Diät völlig zunichte macht. Niemand weiß, warum das so ist, aber wenn Sie rauchen und gleichzeitig eine Diät befolgen wollen, die viel essentielle Fettsäuren enthält, brauchen Sie gar nicht erst anzufangen.

Rauchen kann auch eine vorübergehende Verschlimmerung der MS bewirken. Eine der häufigsten Wirkungen des Rauchens ist die Herabsetzung der Hauttemperatur. Wenn der MS-Kranke ohnehin bereits an Kältegefühl in Händen und Füßen leidet, kann diese Symptomatik durch Rauchen verschlimmert werden. Auch Sehstörungen bei MS lassen sich zuweilen mit dem Rauchen in Zusammenhang bringen.

Die Giftstoffe aus einer einzigen Zigarette senken den Vitamin C-Gehalt des Blutes, da sie ungefähr 25 Prozent des Vitamins zerstören.

Rauchen kann Ihnen nur schaden. Es stellt eine der größten Gesundheitsgefährdungen und die am leichtesten vermeidbare Ursache eines vorzeitigen Todes dar. Also: *Rauchen Sie nicht!*

Verstopfung

Darmträgheit kann bei MS zum Problem werden, aber wenn Sie eine der empfohlenen Diäten befolgen, werden Sie nicht unter Verstopfung leiden. Diese Kostformen enthalten nämlich viele Ballaststoffe (obwohl eine glutenfreie Diät die Zahl der verfügbaren ballaststoffreichen Nahrungsmittel beschränkt).

Zu den ballaststoffreichen Nahrungsmitteln gehören Zwiebeln, Pastinaken, Sellerie, Erbsen, Bohnen, rohe oder kurz gekochte faserreiche Gemüse, volles Korn, Vollkornbrot, Kleie, Hafermehl, Nüsse, frisches und getrocknetes Obst.

Veredelte Nahrungsmittel enthalten nur wenig Ballaststoffe und helfen keineswegs gegen Verstopfung.

Viele MS-Kranke haben die Erfahrung gemacht, daß sich ihre Verstopfung besserte, sobald sie Kapseln mit Nachtkerzenöl einnahmen. Die großzügige Verwendung ungesättigter Öle wie zum Beispiel Sonnenblumenöl beim Kochen ist ebenfalls nützlich. Trinken Sie auch viel Wasser. Schon morgens beim Aufstehen sollten Sie ein Glas Wasser trinken.

Dr. Evers rät, bei Verstopfung ganze Früchte zu kauen und vor jeder Mahlzeit Leinsamen oder eingeweichte Pflaumen zu essen. Mit Abführmitteln sind Sie schlecht beraten, da durch sie mit den Ausscheidungen auch Vitamine und Mineralstoffe ausgeschwemmt werden.

Ermüdung

Ermüdung bei der Multiplen Sklerose ist nicht wie normale Müdigkeit, die durch Anstrengung erzeugt wird. Ermüdung bei MS bedeutet nicht einfach müde Muskeln, sondern ist der Einfluß der Krankheit auf die Nerven, die die Muskeln und die Sinnesorgane innervieren.

Die sensiblen Nerven wirken auf den Tastsinn, das Sehen, den Geruchssinn und das Gehör. Deshalb sehen Sie manchmal verschwommen oder sprechen verwaschen, wenn Sie müde werden.

MS-Kranke ermüden viel schneller als gesunde Menschen, und es dauert auch viel länger, bis sie sich jeweils von ihrer Erschöpfung wieder erholt haben. Die Folgen der Ermüdung sind individuell sehr verschieden. Oft verschärft die Ermüdung vorhandene Symptome oder ruft Symptome hervor, die nur auftreten, wenn Sie erschöpft sind. Andererseits können frühere Symptome wiederkehren und Sie unangenehm an Ihren letzten Schub erinnern. Starke Ermüdung kann auch Zustände von Schwindelgefühl oder eine Grippesymptomatik hervorrufen.

Folgeprobleme der Ermüdung

Ermüdung ist eines der heimtückischsten Symptome der MS, das sich auf fast jeden Lebensbereich verheerend auswirkt.

Vielleicht verbietet Ihnen die rasche Ermüdbarkeit, einer Vollzeitbeschäftigung nachzugehen. Sie erschwert das Familienleben. Ihr Partner begreift womöglich nicht, warum Sie immer so »lahm« oder lethargisch wirken.

Sie müssen sich von Ihren bisher selbstverständlichen Rollen als Mutter, Vater, Ernährer, Hausmann oder Hausfrau umstellen, und das kann zu schweren psychischen und zwischenmenschlichen Konflikten führen, wenn Sie und Ihr Partner nicht lernen, sich der Situation anzupassen.

Wie kommt es zur Ermüdung?

Die Ermüdung wird durch individuell verschiedene Faktoren ausgelöst. Wahrscheinlich können Sie leicht herausfinden, was Sie am
ehesten ermüdet. Zu den häufigsten Auslösern gehören Anstrengung, schweres Essen, Rauchen, ein heißes Bad, heißes Wetter oder
feuchtes Wetter.

Warum fühlen Sie sich erschöpft?

Jede Muskelbewegung verbraucht Energie. Die Energie wird aus
Glukose (= Traubenzucker) gebildet, und für diesen Vorgang
benötigt der Muskel Sauerstoff.

Sauerstoff erhält der Muskel über die Durchblutung. Wenn
infolge schlechter Durchblutung nicht genügend Sauerstoff angeboten wird, häufen sich Abbauprodukte wie zum Beispiel Milch-
säure an und behindern die Muskelarbeit. Die Sauerstoffversorgung der Muskeln wird verbessert, wenn die Durchblutung durch
körperliches Training intensiviert wird.

Natürlich ist der ganze Ablauf von Energiebildung und Muskel-
kontraktion äußerst kompliziert. Es ist jedoch wichtig, die wesentlichen Zusammenhänge zwischen Durchblutung, Sauerstoff und
Muskelarbeit zu verstehen.

Ermüdung tritt auf, wenn die Durchblutung und damit die
Sauerstoffversorgung der Muskeln unzureichend ist.

Der Ermüdung vorbeugen

Sie müssen nicht ständig mit der raschen Ermüdung leben. Sie
können sie vermeiden, aber dazu brauchen Sie große Willensstärke.
Sobald Sie herausgefunden haben, was Sie müde macht, können Sie
Ihr Leben entsprechend zu planen beginnen.

Das oberste Gebot ist, körperlich fit zu bleiben, und das bedeutet, daß die Muskeln ständig trainiert werden müssen. Vielleicht klingt das für Sie überraschend. Als Ihre Diagnose feststand, hat Ihnen der Arzt wahrscheinlich geraten, nichts zu tun, was Sie überanstrengt. Selbstverständlich sollen Sie Fitneßübungen nie bis an den Rand der Erschöpfung wiederholen. Wenn Sie aber überhaupt keine Leibesübungen machen, ermüden Sie wesentlich schneller als ein trainierter Mensch.

Übungen kräftigen den ganzen Organismus. Nach einer Gymnastikstunde, nach Yogaübungen oder nach dem Schwimmtraining sollten Sie mehr, nicht weniger Energie haben.

Übertreiben Sie aber auf gar keinen Fall. Ihr Körper wird Ihnen normalerweise früh genug signalisieren, wann Sie die Übung abbrechen und ruhen sollen. Am besten ist es, Übungen und Entmüdung miteinander zu kombinieren (s. Kapitel über Fitneßtraining).

Ruhe

Eine richtige Ruhepause im Lauf des Tages ist äußerst wünschenswert. Wenn Sie eine schlechte Phase haben, sollten Sie sich zweimal am Tag ausruhen.

Dazu müssen Sie nicht unbedingt ins Bett gehen. Legen Sie sich nur hin, und entspannen Sie sich vollkommen. Falls Sie keinen Schlaf finden, können Sie ein Buch lesen oder Musik hören.

Zu anderen Zeiten, wenn Sie sich nur hinsetzen, entspannen Sie sich besser durch Hochlagern der Füße.

Ruhe und Training im Wechsel

Ein spezielles Programm, bei dem abwechselnd geruht und trainiert wird, hat W. Ritchie-Russel, ein ehemaliger Neurologieprofessor der Universität Oxford, erarbeitet. Dieses Programm müssen Sie nicht buchstäblich befolgen, sondern Sie können auch für sich ein Programm entwickeln, das Ihren besonderen Bedürfnissen entspricht. Unter dieser Therapie wurden einige gute Ergebnisse erzielt. Über die Einzelheiten können Sie sich in W. Ritchie-Russels Buch *Multiple Sclerosis: Control of the Disease* informieren.

Schlaf

Der Rat, daß Sie genügend Schlaf haben müssen, ist nur vernünftig. Wenn Sie zu wenig schlafen, müssen Sie sich müde fühlen. Versuchen Sie, zeitig ins Bett zu gehen. Nehmen Sie sich vor, jeden Abend zu einer festgesetzen Zeit schlafen zu gehen und vielleicht nur einmal in der Woche länger aufzubleiben. Das bedeutet, daß Sie gegen andere unnachgiebig sein müssen. Wenn Sie irgendwo außerhalb eingeladen sind, bestehen Sie höflich darauf heimzugehen, wenn Ihre Zeit gekommen ist. Zweifellos werden es Ihre Gastgeber fertigbringen, daß Sie Schuldgefühle haben, weil Sie »so früh« gehen müssen, aber das ist besser als Erschöpfung.

Wenn Sie es ermöglichen können, schlafen Sie tagsüber mal. So etwa eine Stunde nach dem Mittagessen ist meist die günstigste Zeit. Manche Symptome der MS-bedingten Ermüdung verschwinden fast wie durch ein Wunder nach einem guten Schlaf.

Hitze

Hitze zählt zu den Hauptauslösern der Erschöpfung. Viele, wenn auch nicht alle MS-Kranken machen die Erfahrung, daß heißes Wetter sie schlaucht. Heiße Bäder haben die gleiche Wirkung. Manche finden trockene Hitze angenehm, aber feuchte Wärme unerträglich.

Dieses Problem läßt sich lösen, indem man sich nicht in der prallen Sonne aufhält und keine heißen Bäder nimmt. Unter Umständen müssen Sie und Ihre Familie Ihre bisherigen Urlaubsgewohnheiten völlig umstellen. Ihr Bedürfnis, gegen die Wünsche Ihrer Familie in eine kühlere und trockenere Gegend zu fahren, kann Probleme heraufbeschwören. Also müssen Sie sich einigen, wo und wann Sie Urlaub machen, und irgendeinen Kompromiß finden.

Ein Berufswechsel gehört zu den schwersten Entschlüssen, wenn Sie MS haben. Falls aber Ihr jetziger Beruf anstrengend und belastend ist, müssen Sie abwägen, ob der Preis, den Sie in Form der Erschöpfung zahlen müssen, nicht zu hoch ist. Wenn Sie weiterhin ganztags einen anspruchsvollen Beruf ausüben, werden Sie abends daheim so müde sein, daß Sie nichts anderes mehr tun können. Das Ideal ist, möglichst eine angemessene Teilzeitarbeit zu finden oder eine weniger anstrengende Ganztagsarbeit aufzunehmen, selbst wenn Sie dadurch auf der Karriereleiter ein paar Stufen nach unten rutschen.

Sie müssen nicht gänzlich auf eine Berufstätigkeit verzichten, weil Sie MS bekommen haben. Wahrscheinlich würde das auch Ihre Selbstachtung und Ihr Selbstvertrauen ziemlich beeinträchtigen. Versuchen Sie, das richtige Gleichgewicht zwischen Arbeit und Privatleben zu finden.

Essen

Eine Bekannte, die ebenfalls an MS leidet, gab mir einen unschätzbaren Rat, der die Ermüdung wunderbar überwinden hilft: wenig, aber oft essen.

Für den MS-Kranken ist es besonders folgenschwer, wenn ihm »schwach vor Hunger« wird. Die Anzeichen dieser unnatürlichen Ermüdung kriechen über Sie, sobald Sie hungrig werden, und verschlimmern sich mit zunehmendem Hunger. Wenn Sie nicht gefrühstückt haben, können Sie sich nach einem halben Vormittag gräßlich fühlen.

Von allen Ursachen der Ermüdung ist diese am leichtesten zu beheben. Falls Sie nicht zuhause sind, um an den Kühlschrank oder in die Speisekammer zu gehen, können Sie ohne weiteres immer eine kleine Notverpflegung bei sich tragen.

Passen Sie auf, welche Nahrungsmittel Sie als Imbiß zu sich nehmen. Magenfüller wie Kuchen oder Kekse sind ungesund für Sie. Viel besser stillen Sie Ihren nagenden Hunger mit Karotten, einer Banane, anderem frischem oder getrocknetem Obst oder Vollkornbrot (s. Diätkapitel).

Gewicht

Nach dem Ratschlag, bei jedem auftretenden Hunger etwas zu essen, klingt der Hinweis befremdlich, daß Sie kein Übergewicht haben dürfen. Sie werden aber kaum übergewichtig, wenn Sie immer nur eine Kleinigkeit essen, um den Hunger zu stillen, und ausgewogene gesunde Kost zu sich nehmen. Falls Sie übergewichtig sind, werden Sie wahrscheinlich schneller müde wegen der überzähligen Kilos, die Sie mit sich rumschleppen müssen.

Rauchen

Diese Gewohnheit kann die Symptome der MS verschlimmern.

Innerer Frieden

Die Ermüdung bei MS kann nicht nur bei körperlicher, sondern auch bei geistiger Überanstrengung auftreten. Wenn Ihr Gehirn ermüdet, fühlen Sie sich etwa wie eine auslaufende Batterie. Daher müssen Sie Ihrem Geist ebenso Ruhe gönnen wie Ihrem Körper. Ein Weg dazu ist die Meditation. Dabei lernen Sie, Ihren Geist frei zu machen und zu beruhigen. Yoga hat die gleiche Wirkung.

Eine andere Lösung besteht darin, daß Sie sich in Muße mit Dingen beschäftigen, die Ihr Gehirn entspannen und Ihren Geist zur Ruhe kommen lassen. Das können sehr verschiedene Dinge sein, zum Beispiel Pflanzen oder Blumen züchten, ein Hobby, das kreativ ist und Sie von sich ablenkt. Auch Fernsehen scheint eine wirksame Methode der Entspannung für das Gehirn zu sein.

Hilfe von anderen

Bitten Sie um Hilfe, wenn Sie sie brauchen. Das ist besser, als daß Sie etwas selbst tun und hinterher geschlaucht sind. Andere Menschen sind meist bereit zu helfen, wenn Sie in der richtigen Form darum bitten und nicht pausenlos Ansprüche stellen.

Alle hier geschilderten Maßnahmen gegen Ermüdung können nur greifen, wenn Sie Ihren Tagesablauf sorgfältig planen, über Ihre Bedürfnisse mit Ihren Mitmenschen reden und wenn Sie fest bleiben, sobald jemand Sie zu etwas drängen will, was Sie bestimmt mit Erschöpfung büßen müssen.

Wenn Sie wissen, daß lange Autofahrten, Parties oder Einkäufe Sie erschöpfen, müssen Sie Ihren Alltag so umorganisieren, daß Sie eben keine langen Autofahrten unternehmen, nicht bis spät in die Nacht bei Parties ausharren und daß der Supermarkt Ihnen Ihre Lebensmittel nach Hause liefert.

Sie dürfen also nicht drei Abende hintereinander Einladungen annehmen, sondern müssen Ihren Tag so planen, daß Ihnen genügend Zeit für Gymnastik und Erholung bleibt. Auch dürfen Sie nie eine Mahlzeit auslassen. Wie Sie auch Ihr Leben mit der MS organisieren, es wird sich beinahe mit Gewißheit von Ihrem früheren Lebensstil unterscheiden.

Fitneßtraining

Der Arzt hat Ihnen vielleicht geraten, langsam zu treten und nichts zu tun, was Sie ermüdet. Tatsächlich kann sich die MS verschlimmern, wenn Sie gänzlich inaktiv sind. Natürlich sollen Sie nicht bis zur Erschöpfung trainieren, aber andererseits kann die Ermüdbarkeit bei MS darauf beruhen, daß Sie nicht genügend Bewegung haben. Dann wird der Organismus schlecht durchblutet, und die Muskeln bekommen keinen Sauerstoff (vgl. S. 140). Jeder MS-Kranke, wie behindert er auch sei, kann von Gymnastikübungen profitieren.

Warum Gymnastik so wichtig ist

Gymnastik erhält die Muskeln funktionsfähig und kräftigt schwache Muskeln. Sie

. . . verbessert die Durchblutung und alle Körperfunktionen.
. . . hält die Gelenke beweglich und beugt Steifigkeit vor.
. . . kann spastische Zustände lindern.
. . . trägt dazu bei, eine maximale Unabhängigkeit zu erhalten.
. . . beugt Druckgeschwüren vor.
. . . vermittelt Ihnen ein Gefühl des Wohlbefindens, da sie den ganzen Organismus kräftigt.

Wenn Sie MS haben, dürfen Sie Ihre Muskeln auf keinen Fall der Untätigkeit überlassen. Haben Sie erst ihre Spannkraft infolge Inaktivität eingebüßt, dann sind sie nur schwer wieder in Schwung zu bringen.

Abgesehen vom Verlust der Muskelkraft kann die Untätigkeit auch Depressionen, Infektionen der Atemwege, Blutgerinnsel, Störungen der Blasen- und Darmfunktion, Druckgeschwüre und ein Ungleichgewicht der biochemischen Normalwerte des Körpers zur Folge haben.

Welche Gymnastik?

Die Art der Gymnastik richtet sich danach, wie schwer Ihre Behinderung ist. Natürlich kann ein frisch diagnostizierter MS-Kranker bestimmte Bewegungen ausführen, die einem schwer behinderten Menschen nicht mehr gelingen.

Wenn Sie arbeits- und gehfähig sind, können Sie unbesorgt einen ganz normalen Gymnastik- oder Trimmkurs in Ihrer Nähe besuchen. Es gibt viele derartige Kurse, die von Volkshochschulen, Turnvereinen oder privaten Institutionen organisiert werden. Sollten Sie einen solchen Kurs besuchen, sagen Sie dem Leiter, daß Sie MS haben. Dann werden Sie nicht zu Übungen gezwungen, die Ihre Fähigkeiten oder Kräfte überfordern, und können pausieren, wenn Ihnen danach zumute ist.

Jede Art von Gymnastik wird Ihnen gut tun. Sie müssen dazu natürlich keinen offiziellen Kurs besuchen. Schwimmen ist die beste Form der körperlichen Ertüchtigung und für behinderte Menschen ideal. Ich kenne eine Australierin mit MS, die ihre Kräfte wiedererlangt hat, indem sie jeden Morgen zwanzig Bahnen in der örtlichen Badeanstalt schwamm. Sie begann mit einer Bahn und steigerte ihre Leistung allmählich im Laufe einiger Monate. Wenn der Gedanke an ein öffentliches Schwimmbad mit herumspringenden Kindern Sie nicht reizt, dann gehen Sie zum Behindertenschwimmen, das viele Gemeinden anbieten. Frauen können auch am Frauenschwimmen teilnehmen.

Jeder Sport ist ein gutes Training, solange Sie dazu in der Lage sind. Wenn Sie es können, ist auch Wandern ausgezeichnet.

Spezielle Gymnastikkurse für MS-Kranke

Wegen spezieller Gymnastikkurse für MS-Kranke erkundigen Sie sich beim zuständigen Landesverband der Deutschen Multiple Sklerose Gesellschaft. Über Behindertensport allgemein informiert der Deutsche Sportbund, Postfach, 6000 Frankfurt 71.

Wenn in Ihrer näheren Umgebung keine Möglichkeit für Gymnastik geboten wird, sollten Sie sich mit anderen Betroffenen zur Selbsthilfe zusammenschließen und selbst einen Kurs organisieren.

Einen richtigen Kurs zu besuchen ist wahrscheinlich die beste Methode, einige Übungen zu trainieren oder zumindest zu erlernen, da Ihnen die Disziplin und die Geselligkeit der Gruppe hilft. Die Kurse finden in der Regel einmal wöchentlich statt, das ist allerdings zu wenig, als daß Sie echten Nutzen daraus ziehen könnten. Sie sollten täglich ein festes Gymnastikprogramm absolvieren, und sei es nur für fünf oder zehn Minuten. Die einmal wöchentlich stattfindenden Gymnastikkurse sollten länger dauern, so daß Sie mit kleinen Pausen solange mitmachen können, bis Sie müde sind.

Häusliche Gymnastik

Das häusliche Training erfordert ziemlich viel Willensstärke, aber die Ergebnisse rechtfertigen die Mühe. Stärker behinderte Menschen, denen es schwerfällt, Kurse aufzusuchen, sind vielleicht nur zu Übungen zuhause imstande.

Viele MS-Kranke haben ihr Wohnzimmer mit Fitneßgeräten wie Sprossenwand, Standfahrrad und Rudergerät ausgerüstet. Manche Menschen fühlen sich schon stark, wenn sie so ein Gerät angeschafft haben, aber es nützt ihnen erst, wenn sie es *benutzen*!

Die Burton-on-Trent-Gymnastikkurse

Joe Osborne führt in Burton-on-Trent-Gymnastikkurse für MS-Kranke durch. Die meisten Übungen müssen einem vorgeturnt werden, damit man sie versteht und richtig einüben kann.

Nachstehend sind einige beschrieben, die Sie nach einem Buch erlernen können. Es gibt natürlich noch viel mehr Übungen, aber die muß Ihnen ein ausgebildeter Lehrer beibringen.

1. Legen Sie sich auf den Rücken. Ziehen Sie die Knie so weit wie möglich hoch. Verstärken Sie den Zug an den Beinen, indem Sie sie mit beiden Händen umfassen. Versuchen Sie, Ihre Oberschenkel gegen den Bauch zu drücken. Viermal oder öfter machen.

2. Sie liegen auf dem Rücken. Setzen Sie sich. Berühren Sie Ihre Zehen mit den Fingern. Zweimal oder öfter wiederholen.

3. Legen Sie sich auf den Rücken. Sie heben das rechte Bein so hoch wie möglich und senken es dann. Sie tun das gleiche mit dem linken Bein. Drücken Sie die Knie durch. Zweimal oder öfter wiederholen.

4. Sie stehen mit gespreizten Beinen, die Arme hängen locker seitlich herab. Machen Sie mit beiden Armen gleichzeitig Windmühlenbewegungen. Dabei sollen die Arme beim Vorbeischwingen die Ohren berühren. Mindestens viermal vorwärts, dann entsprechend rückwärts.

5. Sie stehen mit weit gegrätschten Beinen, die Arme hängen seitlich herab. Beugen Sie sich nach links und versuchen Sie, mit der linken Hand bis unter das linke Knie zu reichen. Dann die gleiche Bewegung mit der rechten Hand bis unter das rechte Knie. Viermal nach jeder Seite. Nicht nach vorn beugen.

Weitere Übungen für zuhause

Die folgenden Übungen sind dem Buch *Multiple Sclerosis: Simple Exercises* entnommen, das die Physiotherapeutin Gill Robinson speziell für MS-Kranke geschrieben hat.

Die hier beschriebenen Übungen sind für MS-Kranke gedacht, die sich noch ohne fremde Hilfe bewegen können.

In Gill Robinsons Buch finden Sie auch Übungen für stärker behinderte Menschen. Da aber keine zwei Fälle von MS gleich sind, ist es unmöglich, eine für jeden Patienten passende Übungsfolge anzugeben.

1. Sie sitzen oder stehen. Strecken Sie Ihre Arme seitlich aus und hoch über Ihren Kopf, dann zurück in Grundstellung (Abb. 5, 6 und 7).

2. Sie liegen, sitzen oder stehen. Die Arme befinden sich seitlich am Körper. Indem Sie sich abwechselnd zur rechten und zur linken Seite neigen, strecken Sie die Hände so tief wie möglich bodenwärts. Passen Sie auf, daß Sie sich nicht nach vorne beugen (Abb. 8 und 9).

3. Sie legen sich auf den Rücken. Heben Sie Ihren Kopf so hoch wie möglich. Jetzt drücken Sie den Kopf nach vorn, bis die Kinnspitze die Brust berührt, dann gehen Sie wieder in die Ruhelage zurück (Abb. 10 und 11).

4. Legen Sie sich auf den Bauch. Heben Sie abwechselnd die Beine vom Boden hoch und wieder zurück, dann beide Beine gleichzeitig (Abb. 12).

5. Sie liegen auf dem Rücken, die Knie gebeugt, die Füße auf dem Boden. Füße und Schultern bleiben fest auf dem Boden. Jetzt heben Sie Ihr Gesäß so hoch wie möglich (Abb. 13).

6. Sie sitzen, stehen oder liegen. Drücken Sie Ihre Ellbogen so dicht wie möglich an den Körper, und berühren Sie mit den Fingerspitzen Ihre Schultern. Nochmal dasselbe (Abb. 14 und 15).

Diese Übungen sollten zunächst bis zu 10mal durchgeführt werden. Mit zunehmender Kraft können Sie Ihre Leistung steigern.

Üben mit Gewichten

Falls diese Übungen für Sie sehr leicht sind, können Sie sie erschweren, indem Sie Gewichte benutzen. Für manche der Übungen können Sie traditionelle Hanteln nehmen. Sie können aber auch mit Gewichten beschwerte Bänder kaufen oder selbst anfertigen, die Sie um die Fesseln und Handgelenke streifen oder schnallen. Meistens sind sie mit Bleischrot gefüllt.

Ein Gewicht von 450 g macht schon etwas aus. In manchen Fällen waren Gewichte sehr nützlich, um einen Tremor oder eine schlechte Koordination unter Kontrolle zu bringen.

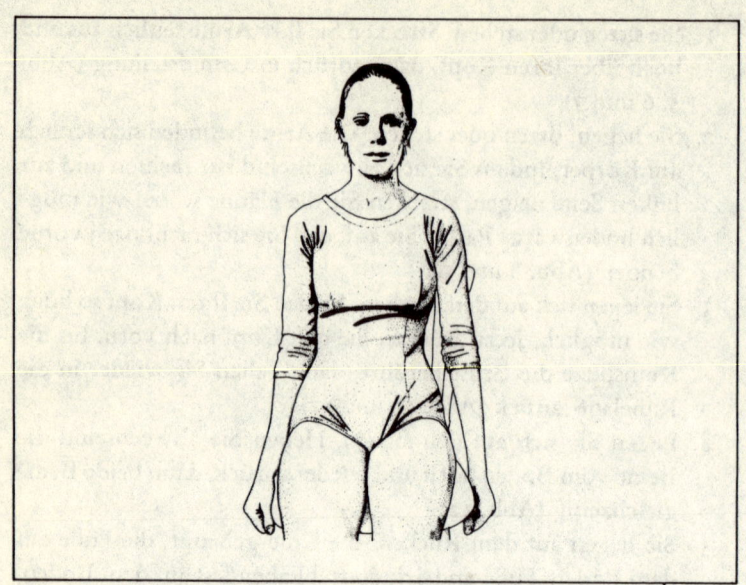

Abb. 5

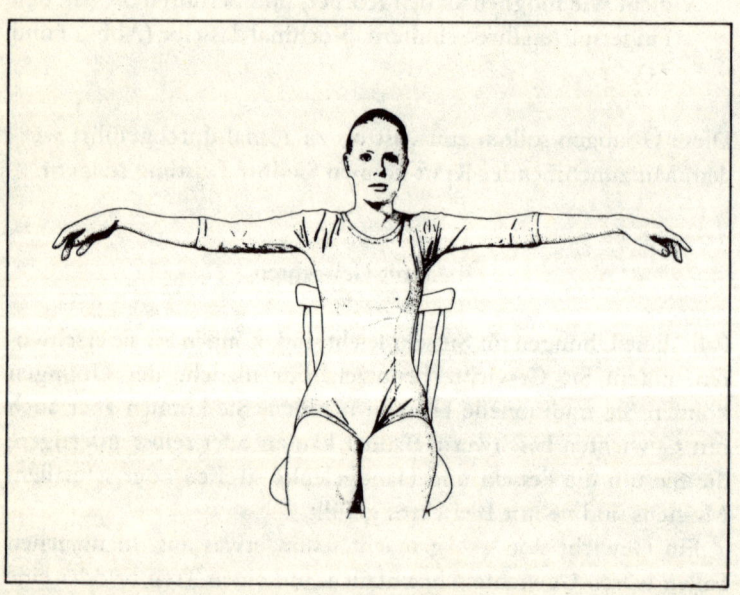

Abb. 6

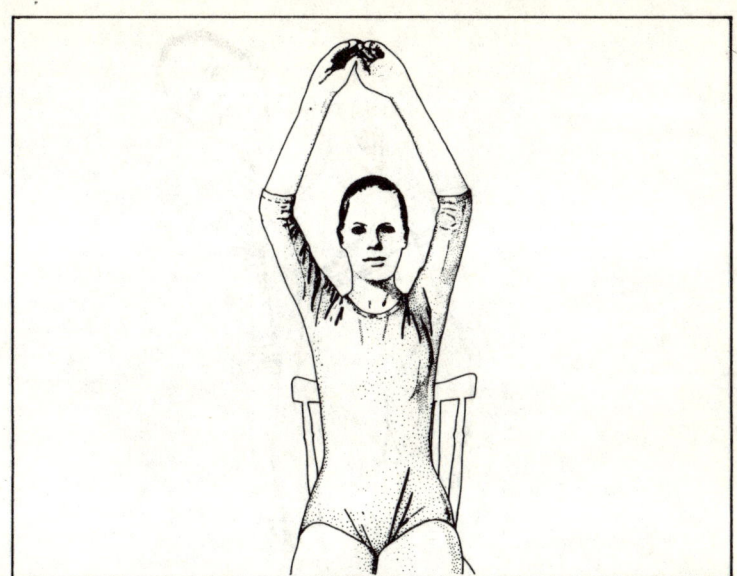

Abb. 7

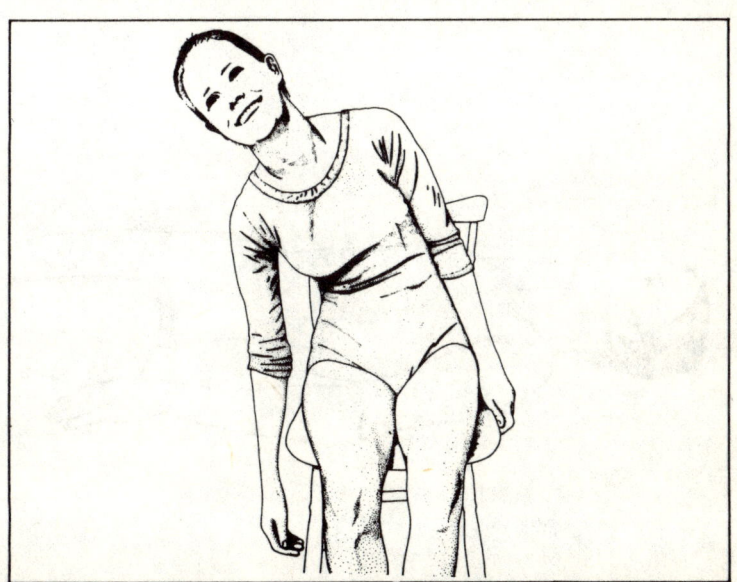

Abb. 8

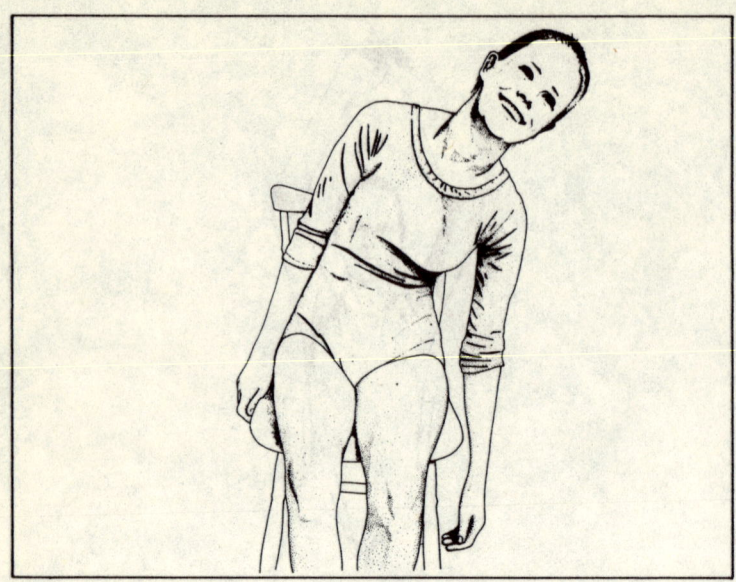

Abb. 9

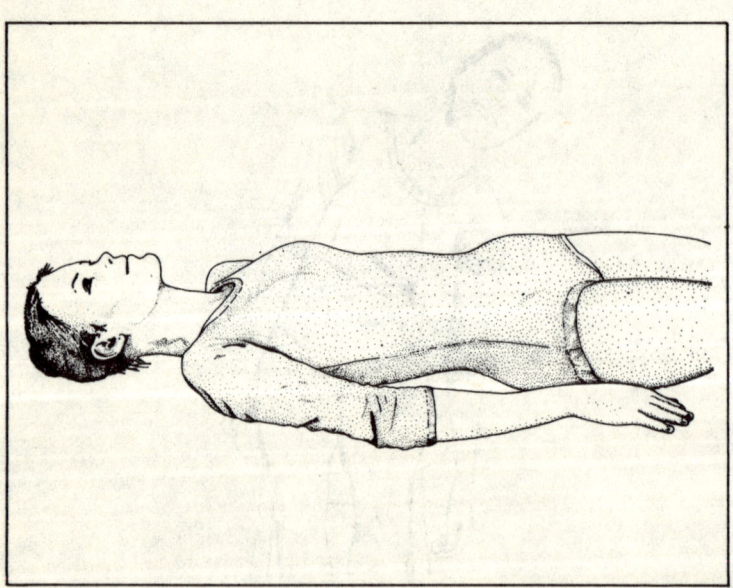

Abb. 10

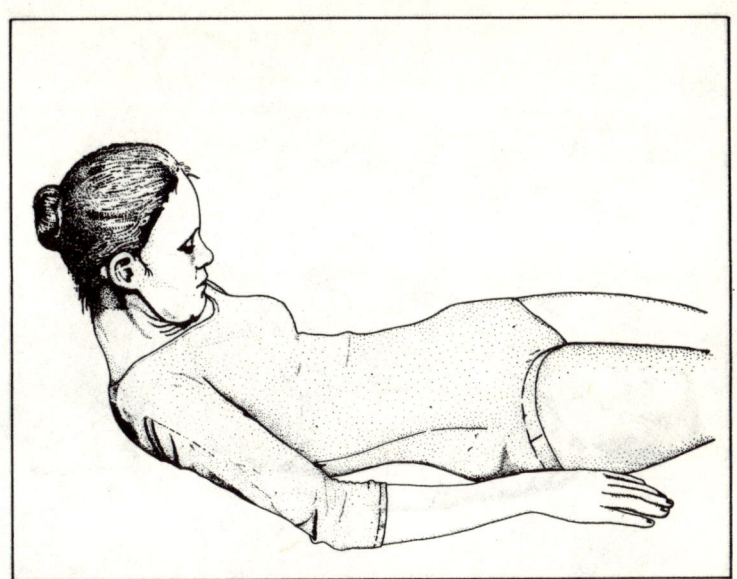

Abb. 11

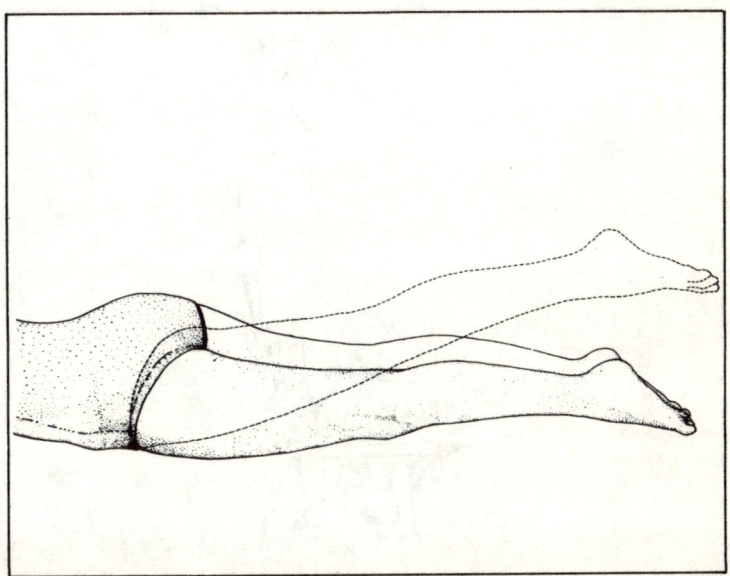

Abb. 12

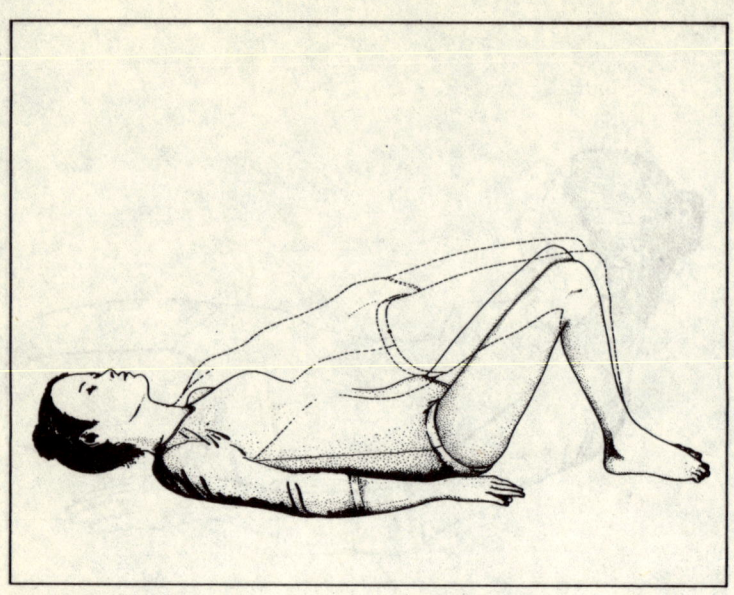

Abb. 13

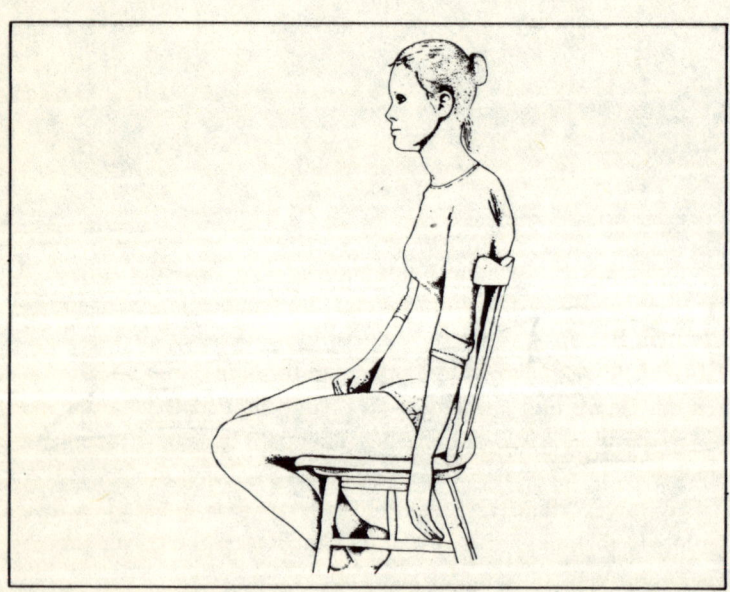

Abb. 14

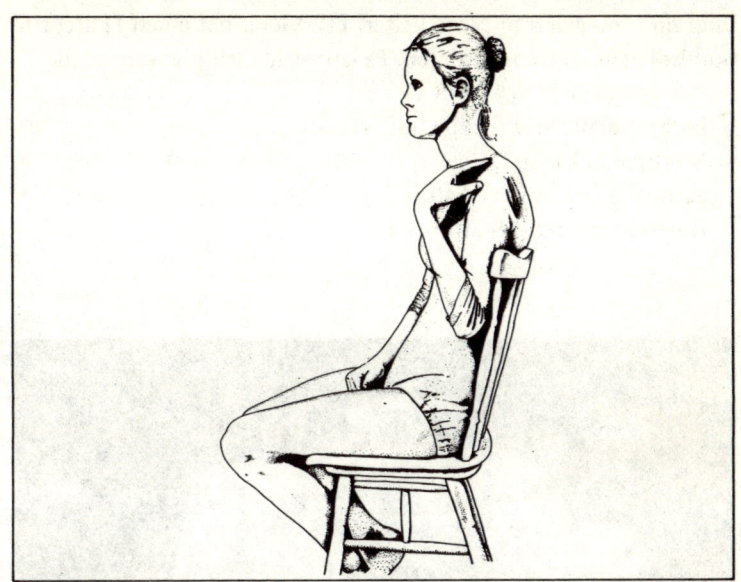

Abb. 15

Trainingsmaschinen

MS-Kranke, die nicht mehr gehen können, finden es vielleicht unmöglich, irgendwelche Übungen mit den Beinen zu machen. Inzwischen gibt es allerdings Geräte, an denen Menschen mit gelähmten Beinen trainieren können, zum Beispiel das englische Fabrikat Powex Mark II. Sie schnallen Ihre Füße in die Halterungen des Geräts und ein Motor läßt dann die Pedale rotieren. Das Gerät wird elektrisch angetrieben und paßt an eine 13-Ampère-Steckdose. Der Übende kann die Leistung selbst einstellen.

Das Powex Mark II ist in der Höhe verstellbar; es hat Spezialhalterungen für die Füße; variable Geschwindigkeit; verstellbare Spannungskontrolle, so daß der Patient die Pedale treten und die Maschine auf seine jeweilige Leistung einstellen kann; Handverstellung und integrierten Notschalter. Das Gerät hat einen Haltegriff und ist leicht zu transportieren. Es läßt sich auch gut verstauen.

Bezugsquelle:
Independent Pool for the Sufferers of
Multiple Sclerosis
24 Beech Grove Newhall
Burton-on-Trent, Staffordshire

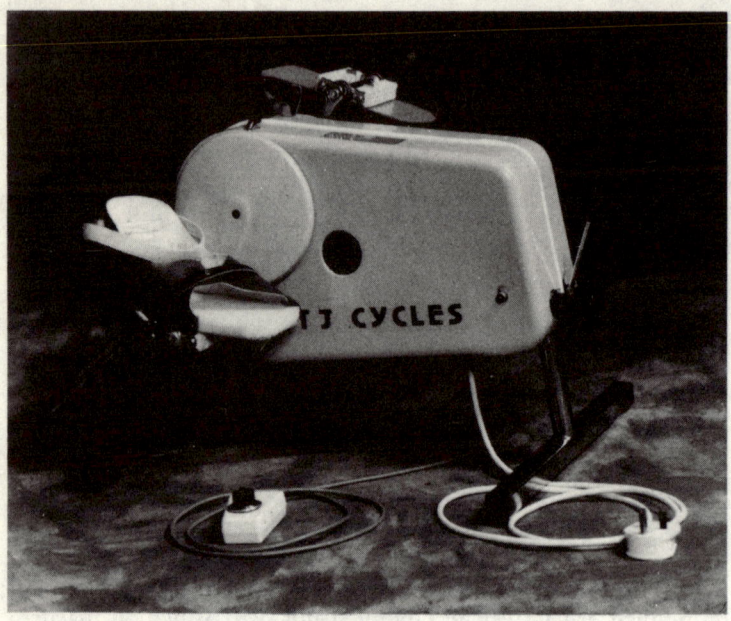

Abb. 16. Powex Mark II Trainingsgerät

In der Bundesrepublik Deutschland hat sich das elektrische Stand-rad moto-med bewährt. Hersteller ist die

Firma Reck
7941 Betzenweiler

Krankengymnastik

Streng genommen gehört die Krankengymnastik nicht zu einem Selbsthilfeprogramm. Dennoch muß darauf hingewiesen werden, daß die sogenannte Physiotherapie bei manchen MS-Kranken phantastisch gute Ergebnisse erzielt.

Wenn Sie bisher noch nicht krankengymnastisch behandelt wurden, bitten Sie Ihren Arzt, Sie deswegen an ein Krankenhaus mit einer guten physiotherapeutischen Abteilung oder an eine gute freie Praxis zu überweisen.

In der physiotherapeutischen Einrichtung wird man nicht nur spezielle Übungen mit Ihnen machen, sondern Ihnen wahrscheinlich auch ein für Sie maßgeschneidertes Übungsprogramm für zuhause mitgeben. Da jeder Patient ein speziell auf seine Bedürfnisse abgestimmtes Übungsprogramm benötigt, können hier keine Übungen erläutert werden.

Viele MS-Kranke kümmern sich nicht um eine sachgemäße physiotherapeutische Behandlung. Sie haben vielleicht entschieden, daß ihnen sowieso niemand helfen kann, und deshalb nichts getan und niemanden konsultiert. Es stimmt aber einfach nicht, daß niemand etwas für Sie tun könnte! In England ist die Krankengymnastik sogar die wirksamste Hilfe, die man beim Staatlichen Gesundheitsdienst frei bekommt. In der Bundesrepublik Deutschland werden physiotherapeutische Maßnahmen vom Arzt verordnet; die Kosten werden von den Krankenkassen erstattet. Leider unterliegt die Zahl der Verordnungen gewissen Einschränkungen. Sie können unter Umständen auch eine private Krankengymnastin engagieren, die zuhause mit Ihnen arbeitet.

Da kein MS-Fall dem anderen gleicht und so viele individuelle Faktoren zu berücksichtigen sind, kann man keine Liste mit einem Übungsplan aufstellen, den ein Physiotherapeut empfehlen würde. Manche MS-Kranken haben einen starken Muskeltonus und spastische Bewegungen, andere haben schlaffe Muskeln und kraftlose Bewegungen.

Physiotherapeuten beurteilen jeden Patienten individuell, um seine besonderen Probleme zu erkennen. Sobald sie wissen, was falsch ist und wo es fehlt, beginnen sie mit der gezielten Rehabilitation ihres Patienten.

Sie lernen, richtig zu stehen, das Gleichgewicht zu halten, richtig zu gehen, aus dem Liegen oder Sitzen aufzustehen, sich schlafen zu legen und Ihre Bewegungen besser zu koordinieren. Die Krankengymnastin lehrt Sie beispielsweise auch, daß Sie sich Ihrer Haltung, Ihrer Bewegungen und Ihrer sinnlichen Wahrnehmungen bewußt werden.

All diese Dinge kann man richtig oder falsch tun, und die Krankengymnastin wird Sie die richtige Art lehren und Sie hindern, falsche Gewohnheiten einzuüben. Ihr Körper soll wieder ins Gleichgewicht gebracht werden, so daß Sie sich normaler und freier bewegen und sich möglichst lange eines aktiven Lebens erfreuen können.

Unnütz ist für Sie die Steigerung der Kraft von Muskeln, die bereits kräftig sind. Das macht die geschwächten Muskeln nämlich nur noch schwächer. Wenn Sie beispielsweise von der Taille aufwärts kräftig sind, aber unterhalb der Taille schwach, sind Sie dauernd in Versuchung, Arme und Rumpf stark zu beanspruchen, nicht aber Beine und Unterkörper.

Es gibt eine Theorie der »assoziierten Reaktionen«, derzufolge zum Beispiel Ihre linke Hand umso schwächer wird, je mehr Sie die rechte benutzen. Je mehr Sie die Arme benutzen, desto schwächer werden die Beine. Nun betrachten Sie sich und beurteilen Sie, welcher Teil Ihres Körpers einen anderen überkompensiert.

Falls das bei Ihnen zutrifft, müssen Sie versuchen, sich auf die schwachen Gebiete zu konzentrieren. Die kräftigen sorgen schon allein für sich. Auf diese Weise haben Sie eine Möglichkeit, Ihren Körper wieder ins Gleichgewicht zu bringen. Wenn Sie bloß die kräftigen Muskeln trainieren, so daß den schwachen keine Chance bleibt, geraten Sie desto mehr aus dem Gleichgewicht. Wenn Sie sich zum Beispiel setzen oder von einem Sessel aufstehen, sollten Sie darauf achten, Ihre Hände nicht mit Ihrem ganzen Gewicht zu belasten. Benutzen Sie möglichst Ihre Beine.

Bei jeder Behinderung müssen Sie unbedingt zum Physiotherapeuten, da die entsprechenden Übungen nur direkt am einzelnen Betroffenen demonstriert werden können. Es besteht kein Zweifel, daß Physiotherapie umso wirksamer ist, je früher Sie damit beginnen. Mit Sicherheit verlängert sie Ihre aktive Lebensphase.

Oft werden die Füße als etwas komische, nicht so wichtige Körperteile betrachtet, doch sie sind entscheidend für die Art, wie Sie stehen und sich bewegen. Die Füße werden daher auch in jedes gymnastische und physiotherapeutische Programm bei MS einbezogen.

Eine alte indianische Redensart besagt: »Der Mensch stirbt von den Füßen aufwärts.« Jeder, der die typischen eiskalten Füße bei MS kennt, wird das wahrscheinlich bestätigen.

Reflexzonenbehandlung der Füße
Die Reflexzonenbehandlung ist ein ziemlich kompliziert klingender Begriff für Fußmassage. Diesem Verfahren liegt das Prinzip zugrunde, daß jeder Zone Ihrer Füße ein Körperteil entspricht. Das mag unglaublich scheinen, aber Sie können es selbst nachprüfen und sehen, daß was dran ist. Wenn beispielsweise irgendwas mit Ihrem Magen nicht stimmt, spüren Sie dort etwas, während die Magenzone Ihres Fußes massiert wird.

Zwar können Sie oder einer Ihrer Angehörigen diese Fußreflexzonenmassage erlernen, etwa in Wochenendkursen, aber wahrscheinlich ist es besser, wenn Sie zuerst zu einem erfahrenen Reflexzonenmasseur gehen. Adressen finden Sie in Gesundheitsmagazinen, Tageszeitungen und bei Fachverbänden. Auch manche klassisch ausgebildeten Physiotherapeuten praktizieren inzwischen die Fußreflexzonenmassage bei der Behandlung von MS-Patienten – zuweilen mit sehr gutem Erfolg.

Wenn ein Reflexzonenmasseur bloß Ihre Füße betrachtet und abtastet, kann er Ihnen sagen, was nicht stimmt bei Ihnen. Durch die Massage bestimmter Felder werden die entsprechenden Gebiete in Ihrem Körper stimuliert. Ein Reflexzonenmasseur wird sich bei der Behandlung eines MS-Kranken auf die Gehirn- und die Augenzone konzentrieren.

Wenn Ihre Fußsohlen und Zehen taub sind, kann eine Fußreflexzonenmassage sehr wohltuend sein. Bei überempfindlichen Füßen ist sie jedoch mitunter sehr unangenehm. Das beweist, daß das Gebiet heftig reagiert. Im weiteren Verlauf werden die Schmerzen aber geringer.

Barfußlaufen

Wenn Ihre Füße sich wie Eisklumpen anfühlen oder taub sind, wirkt sich das natürlich auf den ganzen Körper aus und beeinflußt bestimmt Ihren Gang und Ihre Haltung. Sie können versuchen, Ihre Fußzonen durch Barfußlaufen zu stimulieren. Noch besser ist es, wenn Sie jeden Tag barfuß über rauhe körnige Oberflächen gehen, zum Beispiel einen Kokosteppich. Das ist nach der Fuß-reflexzonenmassage das zweitbeste Verfahren.

Die Zeichnungen in diesem Kapitel sind übrigens von Fotos aus Gill Robinsons Buch *Multiple Sclerosis: Simple Exercises* reproduziert.

Yoga und Gesundheit

Vielleicht glaubten Sie bislang, daß Yoga nur eine Art Gymnastik ist, bei der die Leute ihren Körper in sonderbare Stellungen bringen. Yoga ist aber weit mehr als ein Turnprogramm.

Hatha Yoga beruht auf der Lehre von den Wechselbeziehungen zwischen Körper und Geist. Es befaßt sich mit der ganzen Person. Es fördert nicht nur die physische, sondern auch die geistige Gesundheit. Yoga zielt darauf ab, das Gleichgewicht zwischen Geist und Körper herzustellen.

Das Wort Yoga kommt aus dem Sanskrit und bedeutet Vereinigung oder Einheit. Hatha Yoga erstrebt ein Gleichgewicht zwischen den positiven und negativen Polen in uns (*Ha* = Sonne = positiv, *Tha* = Mond = negativ).

Krankheit

Die Yoga-Philosophie lehrt, daß Gesundheit für einen Menschen der natürliche Zustand ist. Ein Mensch ist gesund, wenn sich Körper und Geist im Zustand des Gleichgewichts befinden. Krankheit liegt vor, wenn Körper und Geist aus dem Gleichgewicht geraten sind.

Jedem Menschen wohnt eine natürliche Lebenskraft inne, die ihn nach bestem Vermögen gesund zu erhalten bestrebt ist. Yogis behaupten, daß der Mensch nicht krank wird, wenn er natürlich lebt. Selbst bei der ungesunden Lebensweise der westlichen Zivilisation besitzt der Körper noch seine Selbstheilungskräfte, die nur darauf warten, daß man ihnen eine faire Chance gibt.

Für den MS-Kranken hat Yoga viele Vorteile:

> Yoga kann die Selbstheilungsmechanismen des Körpers unterstützen und den Krankheitsverlauf verlangsamen oder sogar zum Stillstand bringen.
> Yoga befriedet den Geist.
> Yoga steigert die Energie und wirkt der Emüdung entgegen.
> Yoga hebt die Stimmung und beugt Depressionen vor.
> Yoga hat eine gute Wirkung auf die Funktion der endokrinen Drüsen, auf den Kreislauf und die Atmung und steigert das Wohlbefinden.
> Yoga bedarf keiner besonderen Ausrüstung. Sie können es täglich zuhause üben.

Der Heilungsprozeß des Körpers funktioniert besser, wenn Sie eine positive Geisteshaltung haben, und dazu verhilft Ihnen Yoga. Wenn Ihr Geist befriedet ist, kann Ihr Körper seine Fähigkeiten optimal nutzen.

Die durch MS erzeugte innere Spannung kann auf das Sonnengeflecht (= Solarplexus, ein Nervengeflecht hinter dem Magen) übergreifen. Dies stört die Bewegung des Zwerchfells und blockiert den Energiefluß im Körper. Yoga entspannt den Körper, entkrampft das Zwerchfell und befreit den Energiestrom.

Streß und Spannung können Teilursache und auch Folge einer MS sein. In vielen Fällen hat bekanntlich ein Streßereignis einen Schub oder überhaupt das Auftreten des Leidens ausgelöst.

Streß, Spannung und negative Gefühle sind Ihrer Gesundheit abträglich und bewirken wahrscheinlich, daß Sie sich schlechter fühlen als es Ihnen geht. Es ist enorm wichtig, daß Sie Yoga beherrschen, um Streß zu beseitigen und positiv denken zu lernen.

Wenn Sie unsicher sind, weil Sie MS haben, werden Sie als Folge eine innere Spannung empfinden. Könnten Sie nur Ihren Geist von einem bestimmten Symptom oder einer Behinderung ablenken, dann wären Sie wahrscheinlich überrascht, wie sehr Ihr Zustand sich bessert, sobald Sie sich entspannen.

Wenn Sie zum Beispiel an Spasmen, spastischen Zuständen oder

Taubheitsgefühl leiden, denken Sie nur mal einen Augenblick daran, wie diese Symptome abnehmen, sobald Sie vollkommen entspannt sind. Grübeln Sie nicht zu sehr darüber nach, denn die Spannung und die Symptome nehmen zu, wenn Sie wieder unsicher werden.

Negative Gefühle

Negative Gefühle untergraben bekanntlich die Gesundheit, verringern die Widerstandskraft des Körpers gegen Infektionen und verzögern den Heilungsprozeß.

Sie wissen aus eigener Erfahrung, wie sehr Emotionen Ihnen körperlich zu schaffen machen können. Wenn Ihnen etwas gelingt, fühlen Sie sich ganz oben auf. Bei schlechten Nachrichten hingegen geht es Ihnen elend, und Sie bekommen vielleicht Krankheitssymptome wie Herzklopfen, Mundtrockenheit, Schwächegefühl usw.

Wut, Furcht, Kummer, Trauer, Schrecken, Eifersucht, Verzweiflung oder Pessimismus führen dazu, daß Sie sich körperlich elend fühlen. Am schädlichsten von diesen Gemütsbewegungen ist wohl die Furcht.

Umgekehrt fühlen Sie sich durch positive Gemütsbewegungen wie Liebe, Freude oder Mitgefühl körperlich wohl.

Die negative Persönlichkeit

Diesen Menschen fehlt es an Selbstvertrauen, und sie quälen sich mit Zweifeln. Sie glauben nicht an die eigenen Kräfte und erwarten daher immer Hilfe von anderen Menschen. Sie fürchten sich vor allem. Sie versagen leicht und neigen dazu, in allem und jedem das Schlimmste zu sehen. Sie sind egozentrisch. Sie verstehen weder sich noch ihre Mitmenschen. Meist sind sie mürrisch, verdrießlich und niedergeschlagen. Ständig jammern sie über alles mögliche. Diese Menschen sagen immer: »Ich kann nicht.«

In dieser Charakteristik können die meisten Menschen zumindest zeitweise ein bißchen sich selbst wiedererkennen. Einem so veranlagten Menschen fällt es nicht nur schwer, glücklich zu sein, sondern es geht ihm oft wirklich schlecht. Durch Yoga kann jedoch der Geist positiv denken lernen, und das wirkt sich dann gleichzeitig auch günstig auf den Körper aus.

Yoga-Übungen für MS-Kranke

In jedem Buch über Yoga finden Sie eine Unmenge von Übungen (= Asanas). Keine von ihnen kann einem MS-Kranken schaden. Wie weit sie ausgeführt werden können, hängt vom Einzelnen und dem jeweiligen Grad seiner Behinderung ab.

Wenn MS-Kranke mit Yoga anfangen, finden sie es oft schwierig, eine bestimmte Bewegung auszuführen oder in einer bestimmten Haltung zu verharren. Mit zunehmender Routine stellen viele Kranke jedoch fest, daß sie dramatische Fortschritte machen, und merken ziemlich bald, daß ihnen sogar Übungen gelingen, die sie nie für möglich gehalten hatten.

Suchen Sie sich Übungen aus, denen Sie mit Ihrer körperlichen Verfassung gewachsen sind. Für Anfänger ist es am besten, Yoga in einem richtigen Kurs bei einem erfahrenen Lehrer zu üben. Auch wenn gut illustrierte Bücher neben einem Kurs eine große Hilfe sein können, ist es eigentlich nicht befriedigend, Yoga nur nach einem Buch zu erlernen.

Der englische Yoga-Verband, dessen Zentrale sich in einem herrlichen alten Landhaus in Bedforshire befindet, führt Spezialkurse und Yoga-Seminare für MS-Kranke durch.

Wenn sie noch arbeitsfähig oder gehfähig sind, gibt es keinen Grund, warum sie nicht an einem regulären Yoga-Kurs an Ihrem Wohnort teilnehmen sollten. Häufig haben die Volkshochschulen Yogakurse in ihrem Programm. Sie finden auch Privatlehrer, die ihre Kurse in den regionalen Tageszeitungen inserieren.

Wenn Sie einen normalen Kurs besuchen, informieren Sie den Lehrer, daß Sie MS haben, da Ihnen anfangs manche Übungen vielleicht besonders schwerfallen, etwa solche, bei denen Sie auf einem Bein balancieren müssen. Das soll Sie aber keineswegs hindern, diese Übungen zu machen. Wahrscheinlich benötigen Sie gerade diese am meisten! Der Lehrer wird sich bei den für Sie schwierigen Übungen wohl besonders um Sie kümmern, so daß Sie Selbstvertrauen gewinnen und Ihre Leistungsfähigkeit zunimmt.

Die Asanas tonisieren das neuromuskuläre System des Körpers und erhalten seine Funktionstüchtigkeit. Sie kräftigen und regulieren die Atmungsorgane, steigern die Sauerstoffzufuhr und die Vitalität. Die inneren Organe arbeiten besser. Die Wirbelsäule wird kräftig und geschmeidig.

Yoga-Übungen für zuhause

Wenn Sie mit den Grundtechniken des Yoga vertraut geworden sind, können Sie viele Übungen allein zuhause machen.

Technik der Entspannung
Entspannung ist mit das Wichtigste, was Sie durch Yoga lernen können.

Legen Sie sich in einem warmen, zugfreien Raum auf eine Matte oder einen Teppich. Ihre Beine sollten mindestens einen Fußbreit auseinanderliegen, so daß in den Fußgelenken keine Spannung entsteht. Die Zehen weisen nach außen. Achten Sie darauf, daß der Rumpf möglichst ganz den Boden berührt und daß Ihre Arme mit den Handflächen nach oben locker seitlich ausgestreckt sind.

Ihr Kopf soll mit der Wirbelsäule eine Linie bilden. Wenn Sie das unbequem finden, legen Sie sich ein kleines Kissen unter den Nacken, um das Gewicht aufzufangen. Achten Sie aber darauf, daß Ihre Schultern fest auf dem Boden liegen.

In dieser Lage vergegenwärtigen Sie sich Ihren Körper und befehlen sich, jeden einzelnen Teil Ihres Körpers zu entspannen. Achten Sie besonders auf die Gesichtsmuskeln, vor allem den Kiefer und die Muskeln um Mund und Augen. Wenn Ihre Zähne aufeinanderbeißen, sind Sie nicht entspannt.

Beim Einatmen soll sich Ihr Bauch ganz natürlich vorwölben und beim Ausatmen zusammensinken. Sie dürfen den Bauch nie absichtlich rausstrecken, es muß auf natürliche Weise geschehen. Allerdings dürfen Sie die Bauchmuskeln beim Ausatmen leicht einziehen. Das garantiert Ihnen, daß sich Ihr Zwerchfell auf- und

niederbewegt. Üben Sie dieses atmende Entspannen täglich fünfzehn Minuten.

Einige einfache Übungen

1. Sie liegen mit geschlossenen Beinen auf dem Boden, die Arme
seitlich ausgestreckt und die Handflächen nach oben. Während Sie
langsam und tief einatmen, heben Sie die Hände über den Kopf, bis
sie den Boden berühren (oder so weit Sie es schaffen). Atmen Sie
langsam aus, behalten Sie diese Haltung bei. Atmen Sie wieder ein,
und heben Sie langsam die Beine mit möglichst durchgedrückten
Knien so hoch, wie Sie es ohne Anstrengung können. Während Sie
ausatmen, führen Sie die Arme wieder runter. Atmen Sie wieder
ein, lassen Sie dabei die Beine in der Luft. Beim Ausatmen führen
Sie dann die Beine langsam wieder runter. Zwei- bis dreimal
wiederholen.

Auf dem Bild (Abb. 17) nimmt Rachel Lack ihr kräftigeres linkes
Bein zu Hilfe, um das schwächere rechte zu stützen.

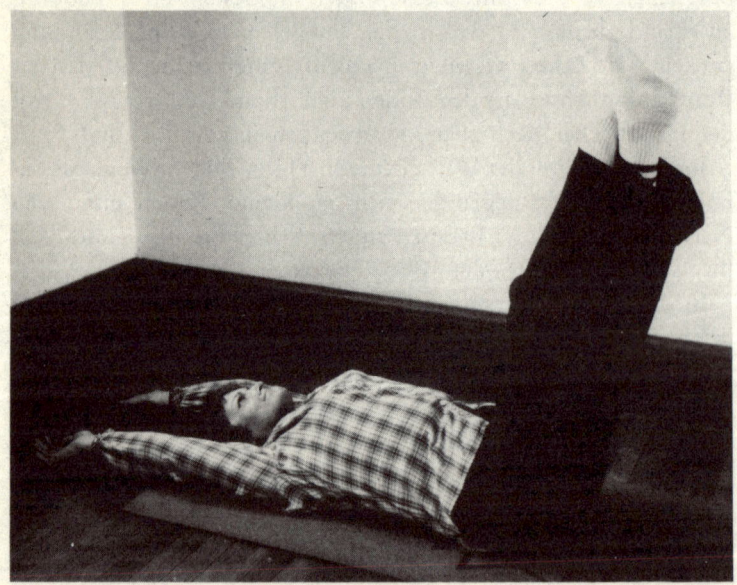

Abb. 17. Yoga-Übung 1

2. Sie liegen mit dem Rücken auf dem Boden. Bringen Sie die Fersen möglichst dicht ans Gesäß. Atmen Sie aus, heben Sie das Gesäß – nicht den Rücken – vom Boden hoch, indem Sie das Becken aufrichten. Dadurch stärken Sie die Muskeln der Oberschenkel und des Unterbauchs. Dann atmen Sie ein, senken langsam das Gesäß und wölben den Rücken (Hohlkreuz), so daß Sie schließlich auf Schultern und Gesäß liegen. Dieser Bewegungsablauf kräftigt die Muskeln von Wirbelsäule, Hüften und Beinen. Mehrmals wiederholen (Abb. 18).

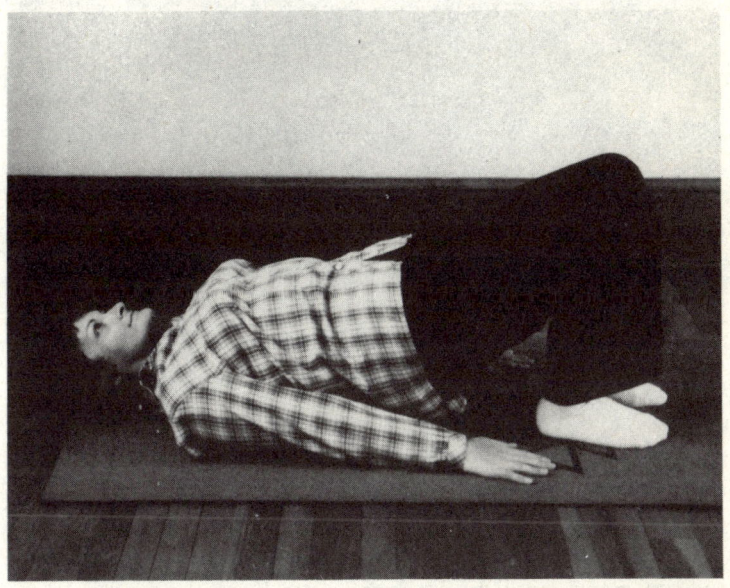

Abb. 18. Yoga-Übung 2

3. Kauern sie sich auf alle viere und blicken Sie aufwärts. Beim Einatmen senken Sie den Rücken und heben den Kopf. Beim Ausatmen wölben Sie den Rücken nach außen und lassen den Kopf zwischen die Arme fallen. Dann lassen Sie sich auf die Fersen zurücksinken, umfassen die Füße mit den Händen, die Handflächen nach oben, und beugen sich mit dem ganzen Rumpf nach vorne, so

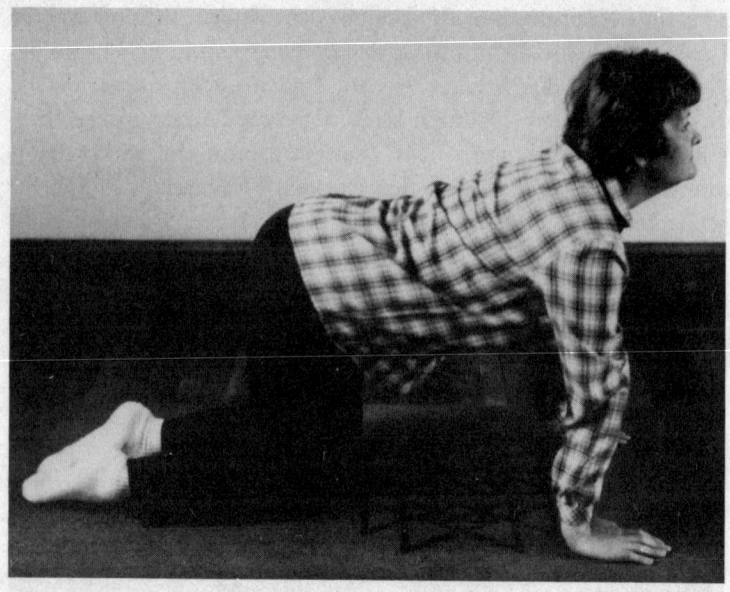

Abb. 19. Yoga-Übung 3

daß Ihre Stirn leicht auf dem Boden ruht. Verharren Sie einige Minuten in dieser Stellung, und atmen Sie ruhig (Abb. 19).

4. Sie liegen auf dem Rücken und haben beide Arme seitlich ausgebreitet. Beginnen Sie die Übung mit geschlossenen Beinen. Beim Einatmen führen Sie ein Bein hoch. Beim Ausatmen schwingen Sie das Bein über die Hüfte auf den Boden der Gegenseite (so tief runter wie möglich). Drehen Sie den Kopf in die entgegengesetzte Richtung, und behalten Sie die Schultern auf dem Boden. Bleiben Sie so liegen, und atmen Sie normal.

Bei jedem Ausatmen fühlen sie, wie das Bein sich mehr dem Boden nähert oder schwerer auf ihm liegt, wie die Wirbelsäule sich etwas stärker verdreht und die Schultern fester auf dem Boden ruhen. Atmen Sie ein, führen Sie das Bein wieder hoch und, während Sie ausatmen, neben das andere in die Ausgangslage zurück. Machen Sie die gleiche Übung jetzt mit dem anderen Bein (Abb. 20).

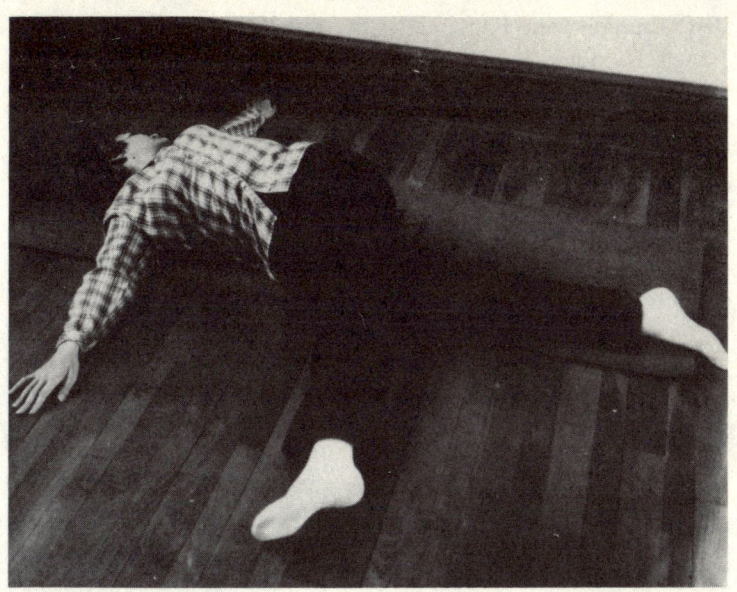

Abb. 20. Yoga-Übung 4

Einige Hinweise zu den Yoga-Übungen

Machen Sie die Übungen langsam und mit Bedacht. Stellen Sie sich erst den ganzen Bewegungsablauf vor. Sagen Sie sich vor, was Sie tun wollen, und wie Sie es tun wollen. Konzentrieren Sie sich im Geist auf den Körperteil, mit dem Sie üben.

Die gezielte Einatmung und Ausatmung wird Ihnen helfen, die Bewegungen auszuführen.

Yoga-Stellungen werden durch gezielte Entspannung erreicht. Eine gewisse Muskelanspannung ist für die Bewegungen erforderlich, aber sie wird minimal gehalten, und Sie brauchen sich niemals anzustrengen oder zu überdehnen.

Hatha-Yoga hat den entgegengesetzten Effekt vieler Gymnastikübungen. Es ermüdet Sie nicht. Sie werden im Gegenteil feststellen, wenn Sie vor Übungsbeginn müde sind, daß Sie hinterher viel mehr Energie haben. Ermüdung dürfte also kein Problem sein.

Sobald Sie das Bedürfnis danach verspüren, können Sie zwischen den Übungen eine Pause einlegen. Atmen Sie sehr tief aus dem Bauch. Beenden Sie jede Sitzung mit einer ungefähr 15minütigen Entspannungsübung. Danach werden Sie völlig erfrischt sein.

Üben Sie täglich Yoga. Auf diese Weise bewahren Sie sich Ihre positive Einstellung und körperliche Verfassung. Wenn Sie sich angewöhnen, morgens als erstes zehn bis dreißig Minuten Yoga zu üben, baut Sie das für den Rest des Tages auf. Eine halbe Stunde Yoga nachmittags gegen sechs Uhr wird Sie nach Ihren täglichen Pflichten wieder fit machen.

Atmen Sie richtig

Richtiges Atmen ist einer der wichtigsten Aspekte für Yoga. Vielleicht glauben Sie, atmen sei etwas, das jeder von Natur aus kann. Tatsächlich atmen aber 99% der Menschen falsch, und die entsprechenden nachteiligen Folgen für ihren Körper bleiben nicht aus.

Atmen ist die wichtigste biologische Funktion des Körpers. Jede andere Aktivität hängt eng mit der Atmung zusammen. Um sich klarzumachen, wie wichtig die Atmung ist, brauchen Sie nur daran zu denken, daß Sie wochenlang ohne Essen, tagelang ohne Trinken, aber nur wenige Minuten ohne Luft leben können. Atmen ist von höchster Bedeutung für den Gesundheitszustand, für das Gefühlsleben und die Lebensdauer. Die meisten Menschen in der westlichen Zivilisation atmen kurz, schnell und flach, aber nur das tiefe rhythmische Atmen spendet Kraft und Gesundheit.

Jede Erschütterung setzt sich im Menschen fest. Beobachten Sie, wie Sie mit einem Seufzer der Erleichterung ausatmen, wenn eine Nervenprobe überstanden ist. Menschen, die unter Spannung stehen, atmen meist nicht genügend aus. »Ich halte den Atem an« ist eine gängige Redensart, wenn jemand über etwas aufgeregt oder nervös ist. Doch wenn Sie oft genug die Luft anhalten, wird Ihr Körper natürlich nicht genügend energiespendenden Sauerstoff bekommen.

Ein gestörter Energiefluß beeinträchtigt Ihren Körper und Ihr Gehirn. Sie ermüden dann leicht, fühlen sich ausgepumpt und deprimiert. Wenn Sie tief und rhythmisch atmen, werden Sie schwerlich zur selben Zeit angespannt sein können.

Die Beherrschung der richtigen Atmung ist eines der einfachsten, aber doch wichtigsten Dinge im Selbsthilfeprogramm für MS-Kranke. Als erstes müssen Sie lernen, durch die Nase auszuatmen und nicht durch den Mund. Stellen Sie also Ihre Atmung von flachen Atemzügen, bei denen nur der obere Teil des Brustkorbs beansprucht wird, auf tiefe Bauchatmung um. Wenn Sie das richtig tun, spüren Sie mit der Hand auf dem Bauch, daß er sich wie ein Ballon bläht und dann mühelos sehr flach wird.

Bei der tiefen Atmung benutzen Sie Ihr Zwerchfell. Das Zwerchfell ist eine kräftige Muskelplatte unterhalb der Rippen und trennt die Lungen von den inneren Organen.

Wenn die Atmung korrigiert und mit Ihren Bewegungen koordiniert wird, normalisieren sich Ihre Bewegungen.

Bei der MS tritt ein totales Ungleichgewicht der Energie des Körpers in Erscheinung. Es liegt in Ihrer Macht, dieses Ungleichgewicht teilweise zu beheben: Indem Sie richtig atmen und Ihre Atmung mit Ihren Bewegungen koordinieren, können Sie das Ungleichgewicht korrigieren helfen.

Nachdem Sie die richtige Atmung beherrschen, können Sie lernen, sich ausschließlich auf den Atem zu konzentrieren. Das ist eine sehr wirksame Methode zum Meditieren, beruhigt den Geist, befreit ihn von Ärger und von Ängsten.

Wahrscheinlich müssen Sie zu einem erfahrenen Lehrer gehen, um die richtige Yoga-Atmung, das Meditieren über die Atmung und einige sehr wohltuende Atemübungen zur Anregung des Nervensystems zu erlernen.

Schmerz

Schmerz ist bei MS ein seltenes Symptom, aber immerhin leiden etwa 13% der Kranken an Schmerzen verschiedener Intensität.

In diesem Fall ist Ihr Arzt in der Lage, Ihnen zu helfen. Der Arzt kann Ihnen schmerzstillende Medikamente verschreiben. Bitten Sie ihn darum!

In England gibt es inzwischen an die hundert Fachabteilungen für Schmerztherapie an verschiedenen Krankenhäusern, und falls nötig, kann der Arzt Sie in eine solche Einrichtung überweisen.

Auch in der Bundesrepublik Deutschland wird einiges auf dem Gebiet der Schmerzforschung und -therapie geleistet. Eine bekannte Schmerzklinik befindet sich in Mainz (Universität).

Viele Schmerzen bei MS-Kranken sind durch Muskelspasmen bedingt. Vielleicht werden Sie feststellen, daß Ihnen Yoga oder eine andere Entspannungsmethode hilft, die Spasmen zu verringern und damit die Schmerzen zu lindern.

Die richtige Haltung

Eine fehlerhafte Körperhaltung kann Ihr Leiden nur verschlimmern. Sie bringt den Körper aus dem Gleichgewicht und wirkt nachteilig auf die Atmung und auf die Funktion der inneren Organe. Nachstehend finden Sie einige Hinweise für die richtige Körperhaltung.

Liegen

Es ist ungeheuer wichtig, daß Sie nicht lange Zeit in der gleichen Haltung liegenbleiben. Alle paar Stunden müssen Sie sich bewegen oder bewegen lassen, um Druckgeschwüren vorzubeugen und die Durchblutung in Gang zu halten.

Anhaltende Rückenlage fördert spastische Zustände. Dieses Problem können Sie lösen, indem Sie abwechselnd auf der linken oder rechten Seite liegen.

Hinsetzen

Benutzen Sie einen Stuhl, bei dem Sie die Füße platt auf den Boden stellen können. Die Oberschenkel sollen gut abgestützt sein, Fußgelenk, Hüfte und Knie in rechten Winkeln zueinander stehen. Im Idealfall soll der Stuhlsitz so tief sein, daß die Oberschenkel voll abgestützt sind, wenn das Gesäß den Sitz richtig ausfüllt. Dadurch wird Druck an den Kniekehlen vermieden.

Die Armlehnen sollen sich in einer Höhe befinden, bei der Ihre Schultern vollkommen entspannt sind, wenn die Unterarme aufliegen. Die Lehne des Stuhls soll so hoch sein, daß sie nötigenfalls Ihren Kopf stützt.

Beim richtigen Sitzen muß das Gesäß wirklich voll auf dem

Stuhlsitz ruhen und der Rücken die Lehne berühren. Die Fersen sollen am Boden, die Knie leicht auseinander und die Oberschenkel gut abgestützt sein. Die Schultern sind locker, die Ellbogen leicht vom Körper abgewinkelt. Unterarme und Hände ruhen auf den Armlehnen. Der Kopf stützt sich bequem gegen die Rückenlehne.

Aufstehen aus sitzender Haltung

Die Schwierigkeiten vieler MS-Kranker mit dem Aufstehen werden geringer, wenn sie folgende einfache Regeln beherzigen:

1. Stets sollte eine benötigte Gehhilfe bereitstehen.
2. Tragen Sie Schuhe.
3. Sorgen Sie dafür, daß Sie auf rutschfesten Böden gehen.
4. Stellen Sie die Füße leicht auseinander platt auf den Boden. Ziehen Sie sie zurück in Richtung Sitz.
5. Legen Sie beide Hände auf die Armlehnen, und schieben Sie sich nach vorne, so daß Ihr Gesäß ziemlich nahe an die Stuhlkante rückt.
6. Neigen Sie sich leicht vor, heben Sie den Kopf, und schauen Sie geradeaus.
7. Drücken Sie beide Hände gegen die Armlehnen.
8. Stemmen Sie die Fersen gegen den Boden, strecken Sie Knie und Hüftgelenk. Üben Sie möglichst nicht zuviel Druck auf Arme und Hände aus. Benutzen Sie nach Möglichkeit Ihre Beine, sonst werden Arme und Hände im Vergleich zu den Beinen unverhältnismäßig stark. Versuchen Sie auch, wenn Sie sich aus dem Stand hinsetzen wollen, Ihre Beinmuskeln soviel wie möglich zu benutzen.

Hinsetzen aus dem Stand

Gehen Sie auf den Stuhl zu. Drehen Sie sich herum, so daß Sie die Stuhlkante an der Rückseite Ihrer Beine fühlen. Greifen Sie mit beiden Händen nach den Armlehnen. Halten Sie sich fest, und lassen Sie sich langsam auf den Sitz gleiten.

Gehen

Versuchen Sie, im Gleichgewicht zu bleiben, auch wenn Ihnen das bei entsprechender körperlicher Verfassung schwerfällt. Es geht leichter, wenn Sie ein paar Richtlinien zu befolgen versuchen:

1. Die Füße sollen *zuerst mit den Fersen* auf dem Boden aufsetzen, nicht mit den Ballen.
2. Richten Sie die Füße geradeaus. Achten Sie darauf, daß sie nicht nach innen oder außen gespreizt sind.
3. Vergessen Sie nicht zu atmen. Wenn Sie das Bein *anheben*, atmen Sie *ein*, und wenn Sie es *aufsetzen*, atmen Sie *aus*.
4. Verkrampfen Sie sich nicht, entspannen Sie sich. Viel Unbeholfenheit und Schwerfälligkeit bei MS-Kranken rührt davon, daß sie sich dauernd ihr Äußeres und ihre Bewegungen bewußt machen.
5. Schauen Sie geradeaus und nicht nach unten.

Sofern Sie einen Betreuer haben oder einen Stock benutzen, stützen Sie sich nicht einseitig auf diese Hilfe. Wenn Ihr Körper erst aus der Balance geraten ist, versucht er das auszugleichen und wird das Gleichgewicht um so mehr verlieren.

Haltung im Rollstuhl

Wenn Sie falsch im Rollstuhl sitzen, kann das zur Folge haben, daß es Ihnen schlechter geht. Wenn Sie im Rollstuhl schlafen, fühlen Sie sich vielleicht deprimiert, es kann Ihre Atmung behindern und Ihnen schlaffe Muskeln, Verstopfung, Inkontinenz, Verspannungen an Kopf und Nacken, Rückenschmerzen sowie Druckgeschwüre am Gesäß bescheren.

Wenn Sie dauernd zusammengesunken im Rollstuhl hängen, sind Sie nicht nur mit der MS geschlagen, sondern laden sich noch eine Menge weiterer Komplikationen auf, die nichts mit dem Grundleiden zu tun haben müssen.

Die richtige Sitzhaltung im Rollstuhl ersehen Sie aus Abbildung 21. Sie müssen nicht den ganzen Tag so sitzen, obwohl diese

Haltung allmählich immer bequemer für Sie wird. Bleiben Sie möglichst lange so sitzen, wobei möglichst ein Helfer Ihre Haltung korrigieren sollte.

Sitzen Sie gerade aufgerichtet im Rollstuhl, mit dem Gesäß gegen die Rückenlehne. Stecken Sie sich ein kleines, einigermaßen hartes Kissen in die Lendengegend. Befestigen Sie es mit Klebestreifen an der Rückenlehne des Stuhls. Dadurch kann die Wirbelsäule die richtige konkave Form bewahren, und Brustkorb und Oberkörper werden aufgerichtet, was auch eine korrekte Atmung begünstigt.

Benutzung des Rollstuhls

Für viele Menschen, die noch gehen können, scheint der Rollstuhl ein Schreckgespenst zu sein. Sie dürfen aber nicht daran als an etwas Bedrohliches denken. Ich kenne eine besonders ausgeglichene MS-Kranke, die das Benutzen des Rollstuhls viel positiver betrachtet. Sie findet, daß sie durch ihn wendiger ist und größere Entfernungen bewältigen kann als mit Stöcken oder Krücken. Sie nimmt den Rollstuhl nur zu Hilfe, wenn es nötig ist, und geht ansonsten möglichst viel. Sehen Sie den Rollstuhl als ein Werkzeug an und nicht als Schicksal. Benutzen Sie ihn aber nicht mehr als nötig, sonst werden Ihre Muskeln schwach.

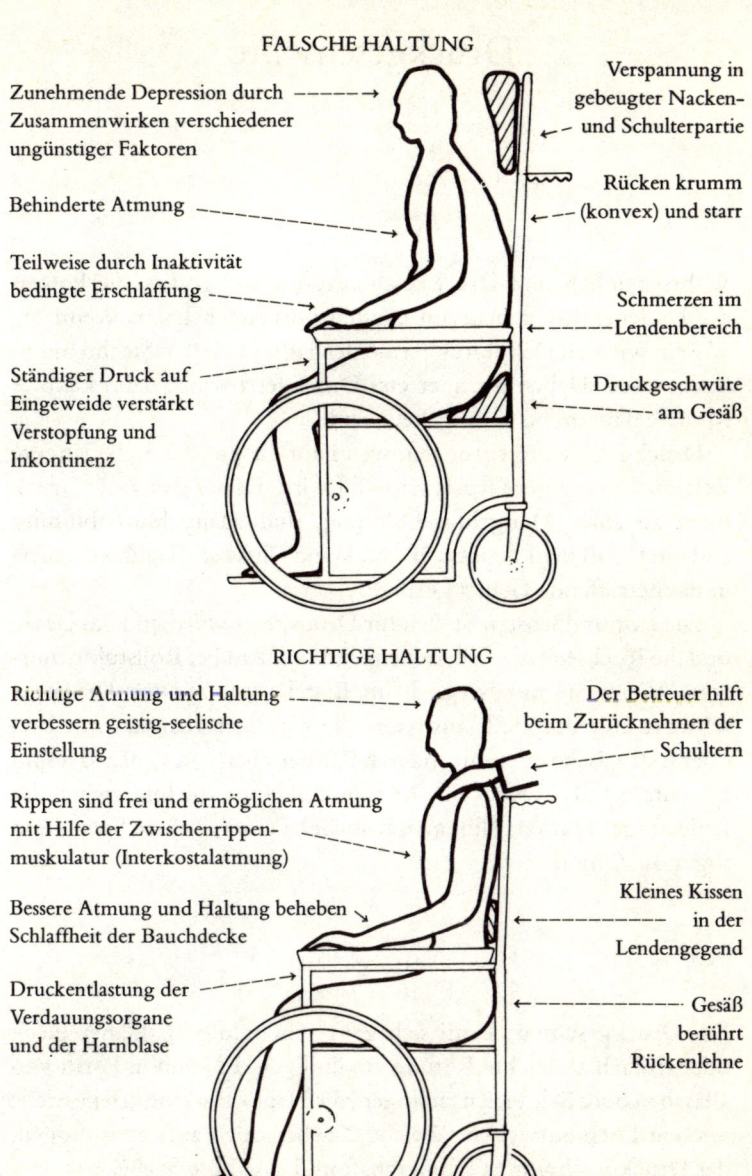

FALSCHE HALTUNG

Zunehmende Depression durch
Zusammenwirken verschiedener
ungünstiger Faktoren

Verspannung in
gebeugter Nacken-
und Schulterpartie

Behinderte Atmung

Rücken krumm
(konvex) und starr

Teilweise durch Inaktivität
bedingte Erschlaffung

Ständiger Druck auf
Eingeweide verstärkt
Verstopfung und
Inkontinenz

Schmerzen im
Lendenbereich

Druckgeschwüre
am Gesäß

RICHTIGE HALTUNG

Richtige Atmung und Haltung
verbessern geistig-seelische
Einstellung

Der Betreuer hilft
beim Zurücknehmen der
Schultern

Rippen sind frei und ermöglichen Atmung
mit Hilfe der Zwischenrippen-
muskulatur (Interkostalatmung)

Bessere Atmung und Haltung beheben
Schlaffheit der Bauchdecke

Kleines Kissen
in der
Lendengegend

Druckentlastung der
Verdauungsorgane
und der Harnblase

Gesäß
berührt
Rückenlehne

Abb. 21. Richtige und falsche Haltung im Rollstuhl.

Druckgeschwüre

Wahrscheinlich sind Druckgeschwüre (= Dekubitus) die Folgen des Leidens, denen man am ehesten vorbeugen kann. Wenn Sie wissen, wie sich Dekubitus vermeiden läßt, brauchen Sie ihn nie zu bekommen. Haben Sie aber erst Druckgeschwüre, dann kann es Monate dauern, bis sie abgeheilt sind.

Druckgeschwüre entstehen, wenn auf die gleiche Stelle längere Zeit ein beständiger Druck ausgeübt wird. Dieser dauernde Druck führt zu einer Mangeldurchblutung, und Mangeldurchblutung bedeutet, daß kein Sauerstoff und keine Glukose (Traubenzucker) in das betreffende Gebiet gelangen.

Die empfindlichsten Stellen für Druckgeschwüre sind das Gesäß und die Rückseite der Oberschenkel, vor allem bei Rollstuhlbenutzern. Wenn Sie unbeweglich im Bett liegen, können Druckgeschwüre an jeder Stelle auftreten, die ständigen Kontakt mit Bett oder Bettwäsche oder mit anderen Körperteilen hat. Gefährdet sind der untere Teil des Rückens, die Schulterblätter, die Innenseiten der Knie, ferner Hüften, Ellbogen, Knöchel, Fersen, Zehen, Spann und sogar die Ohren.

Warnzeichen

Ein Druckgeschwür kann sich ganz unschuldig als blauer Fleck oder einfach als leichte Rötung ankündigen. Es kann in Form von Bläschen oder Schwielen anfangen, die Haut kann eine offene Stelle wie ein Loch aufweisen. Welche Zeichen auch auftreten mögen, das Druckgeschwür ist schmerzhaft und eine böse Sache.

Was tun bei einem Druckgeschwür?

Sofort müssen Sie ärztliche Hilfe anfordern, denn es handelt sich weder um Schwielen noch um Blasen und wird schlimmer werden, wenn Sie es nicht unverzüglich behandeln lassen!

Behandlung

Druckgeschwüre werden gewöhnlich von einer Krankenschwester behandelt, entweder im Krankenhaus oder daheim durch eine Gemeindeschwester oder häusliche Pflegedienste. Allerdings können Sie auch die ärztlich verordneten Medikamente in der Apotheke besorgen und, sofern möglich, selbst anwenden.

Die übliche Behandlung erfolgt mit antiseptischen Salben, Gelees oder Sprays (Desitin, Fissan-Lebertransalbe, Vulno-Grandelat, Combustin, Heilsalbe). Durch leichte Einreibung der Umgebung von Wunden soll die Durchblutung angeregt werden. Die Haut wird dann abgepudert (Azulon-, Fissan-Puder u. a.). Das wirkt austrocknend und verhindert bei Anwendung eines antibiotischen Puders (Refobacin), daß das Druckgeschwür eitert. Tagsüber wird das Druckgeschwür möglichst der Luft ausgesetzt, über Nacht jedoch mit einem sterilen Verband abgedeckt.

Wichtig ist, die Haut sauber und trocken zu halten. Als angenehm empfinden manche Kranke leichtes Abreiben der Wundumgebung mit Wasser und Seife und anschließendes sorgfältiges Abtrocknen. Die Haut darf aber nicht zu trocken werden, weil in den Fältchen Infektionen beginnen können. Bei trockener Haut empfiehlt es sich, statt Seife Zink mit Rizinusöl zu benutzen und Waschungen seltener vorzunehmen.

Zur Behandlung von Druckgeschwüren werden eine Unmenge Crèmes, Salben, Sprays und Puder angeboten; viele sind verschreibungspflichtig. Manche Kranken haben aber auch festgestellt, daß einige Hausmittel gut helfen, zum Beispiel Honig, Honig mit Zitrone, Lebertran, Friars Balsam mit Zink und Rizinusöl gemischt. Diese Paste wird ohne einzureiben nur auf die Haut aufgetragen und dort belassen. Auch UV-Licht und Sauerstoff haben sich oft bewährt. Vorbeugend empfiehlt sich übrigens die sehr erfrischende Abreibung mit Franzbranntwein.

So wie es Medikamente gibt, die auf der Haut um das Druckgeschwür und am Druckgeschwür angewandt werden, sind auch verschiedene Matratzen, Kissen und Polster erhältlich, die speziell für bewegungsarme Menschen entwickelt wurden. Sie wirken durch Druckentlastung an bestimmten Stellen, indem sie leichte Lageverschiebungen ermöglichen und dadurch die Durchblutung verbessern. Die Webart der Bezüge verhindert außerdem Juckreiz.

Die wirkungsvollste Hilfe sind Naturschaffelle, entweder als Rollstuhlbekleidung oder als Matratzenauflage; ferner Polyfell-Polster, -Kissen und -Decken (Russka), Wasserkissen und Wasserbetten, Schaumgummiringe, Gelkissen, Luftkissen, Sorbopolster, Wechseldruckbetteinlagen und Wechseldruckmatratzen.

Wenn Bettwäsche Druckgeschwüre verursacht hat, müssen Sie vielleicht ein Schutzgestell oder Sandsäcke benutzen, um die Wäsche vom Körper fernzuhalten. Auch Nachthemden und Schlafanzüge können Druckgeschwüre hervorrufen. Idealerweise sollten Sie von der Taille abwärts nackt liegen, denn das sind die empfindlichsten Teile. Benutzen Sie keine harten Bettpfannen aus Metall. Verwenden Sie stattdessen besser Plastikstechbecken und Polster für Stechbecken.

Immer wieder: Bewegen oder bewegen lassen

Die einzige Möglichkeit, Druckgeschwüre zu verhindern, besteht darin, sich mindestens alle zwei oder drei Stunden zu bewegen oder bewegen zu lassen. Stehen Sie tagsüber häufig auf, und gehen Sie umher, falls Sie es können. Wenn Sie nicht allein stehen können, bitten Sie jemand, Ihnen zu helfen.

Wenn Sie bettlägerig oder unbeweglich sind, bitten Sie jemand, Sie nachts ein paarmal anders zu lagern. Das klingt vielleicht wie eine Zumutung, ist aber weniger belastend als schlimme Druckgeschwüre pflegen zu müssen.

Eine gesunde Kost mit reichlich Eiweiß hilft ebenfalls, Druckgeschwüren vorzubeugen.

Inkontinenz

Ein recht häufiges Symptom bei der Multiplen Sklerose kann die geschwächte Kontrolle der Harnblase sein, die auf einer Schädigung der Nervenbahnen im unteren Teil des Rückenmarks beruht. Sie empfinden dann häufigen unbezwinglichen Harndrang, auch wenn die Blase nicht viel Urin enthält.

Dagegen leiden manche Kranken an Harnretention, das heißt, sie können kein Wasser lassen, auch wenn sie sich noch so bemühen und das Bedürfnis noch so groß ist. In fortgeschrittenen Stadien der MS kommt es mitunter auch zu doppelter Inkontinenz (Harnblase und Darm).

Diese Symptome sind besonders entmutigend, weil unsere Gesellschaft sie mit Hemmungen und Schamgefühl belegt. Die Möglichkeit, sich an einem öffentlichen Ort einzunässen, nicht rechtzeitig eine Toilette zu finden oder einen unerfreulichen Geruch auszuströmen, finden manche MS-Kranke, die ich kenne, viel belastender als zum Beispiel schwer zu humpeln.

Mit Hilfe von Arzneimitteln, Spezialhosen, Spezialeinlagen und mit weiteren Hilfsmitteln läßt sich aber das Inkontinenzproblem so beherrschen, daß man ein nahezu normales Leben führen kann. Einige Hilfsmittel funktionieren, andere nicht. In diesem Kapitel sind gute und schlechte Produkte aufgeführt.

Es darf nicht unerwähnt bleiben, daß bei manchen Kranken (Beispiel: Alan Greer) die Inkontinenz aufhörte, nachdem sie eine Diät gefunden hatten, die bei ihnen regenerierend wirkte. Wenn Sie eine der in diesem Buch erläuterten Diätformen befolgen, werden Sie vielleicht ebenfalls feststellen, daß sich Ihre Inkontinenzprobleme verringern.

Gehen Sie zum Arzt!

Die Inkontinenz gehört zu den Dingen, bei denen der Arzt Ihnen helfen kann. Heute gibt es recht gute Medikamente für diese Indikation. Eines wirkt, indem es den extremen Harndrang herabsetzt, so daß Sie in größeren Abständen als zuvor zur Toilette müssen. Auch wenn Sie einen Katheter brauchen, ist ärztliche Hilfe unerläßlich. Der Arzt sollte Sie auch über weitere Hilfsmittel und Geräte beraten können.

In der Bundesrepublik Deutschland erfolgen pflegerische und soziale Betreuung auf privater Basis durch die Hauspflegevereine, die Clubs für Behinderte, den Arbeiter-Samariterbund und weitere Organisationen. Die Finanzierung obliegt den Krankenkassen oder den Sozialämtern (Abteilung Behindertenhilfe).

Tägliche Flüssigkeitszufuhr

Vielleicht denken Sie, eine geringere Flüssigkeitszufuhr könnte Ihr Bedürfnis verringern, häufig zur Toilette zu gehen. Das ist falsch. Das Problem bei zu geringer Flüssigkeitsaufnahme ist nämlich, daß der Urin dann sehr konzentriert und übelriechend wird, was in anderer Weise genauso unangenehm sein kann wie eine gefüllte Blase. Sie sollten täglich mindestens fünf Gläser Flüssigkeit trinken, wenn möglich, sogar mehr (8 bis 10 Gläser). Trinken Sie früh am Tag mehr. Verzichten Sie aber einige Stunden vor dem Zubettgehen auf die Zufuhr von Flüssigkeit. Auf diese Weise laufen Sie weniger Gefahr, sich nachts einzunässen. Wenn Sie einen Katheter tragen, müssen Sie unbedingt viel Flüssigkeit trinken, damit sich keine Rückstände darin anlagern. Eine hohe Flüssigkeitszufuhr spült die Rückstände aus.

Reichliche Flüssigkeitszufuhr ist auch unerläßlich, um Verstopfungen zu vermeiden.

Kaffee und Wein

Sowohl Kaffee als auch Rotwein können die Blasenschleimhaut reizen und bewirken, daß Sie häufigeren Harndrang verspüren. Auch andere alkoholische Getränke können diese Wirkung haben. Auf jeden Fall sind Kaffee und Wein für die Ernährung bei MS nicht ratsam.

Verstopfung

Verstopfung macht die Inkontinenz schlimmer. Die durch Verstopfung bedingte Überfüllung des Beckens drückt auf die Blase. Daher darf es auf keinen Fall zu Verstopfung kommen. Trinken Sie reichlich. Versuchen Sie es gleich morgens mit heißen Getränken (heißes Wasser mit Zitrone ist ein gutes Mittel). Essen Sie Kleie, frisches Obst und frisches Gemüse.

Der Gang zur Toilette

Achten Sie darauf, Ihre Blase vollständig zu entleeren. Bleiben Sie lange genug auf der Toilette, damit die Blase auch wirklich leer wird. Frauen sollten sich vorbeugen, um die Entleerung der Blase zu unterstützen (Bauchpresse). Es empfiehlt sich auch, den Wohnbereich so zu organisieren, daß die Toilette in Reichweite ist. Bevor Sie irgendwohin fahren oder gehen, wo Sie nie zuvor gewesen sind, sollten Sie vorsorglich herausfinden, wo die Toiletten sind.

Einlagen und Hosen für Frauen

Im Vergleich zu den Männern sind Frauen im Nachteil, da es zu Einlagen und speziellen Hosen keine praktische Alternative gibt. Dies kann eine besonders demoralisierende Erfahrung sein, weil Sie sich vielleicht fühlen, als würden Sie sich zum Baby zurückentwickeln. Kaufen Sie deshalb möglichst hübsche Hosen und gut geformte Binden oder Einlagen, die nicht dick auftragen. Mit den richtigen Einlagen und Hosen sind Sie in der Lage, normale modische Kleidung zu tragen und Ihre Inkontinenz zu verbergen.

Über sämtliche Hilfsmittel bei Inkontinenz werden Sie in guten Sanitätsfachgeschäften vorzüglich und ausführlich beraten.

Inkontinenzhosen
Am wichtigsten ist es, sehr gut sitzende Hosen zu finden, weil andere Feuchtigkeit durchlassen könnten.

Kanga Pants. Diese Hosen sitzen sehr gut und sehen hübsch aus. Sie heißen Kanga, von Känguruh, weil sie eine Außentasche haben. Die zugehörigen saugfähigen Einlagen passen in diese Tasche. Beinausschnitt und Taillenbund sind mit elastischem Gummizug versehen. Durch das Spezialgewirke der Hose läuft der Urin in die in der Tasche liegende Einlage. Das Spezialgewirke hat einen Einbahnstraßeneffekt, so daß Sie sich, solange Sie die Einlagen regelmäßig wechseln, trocken fühlen, obwohl der Urin durchsickert. Die Tasche außerhalb der Hose besteht aus Textilgewebe und ist innen wasserdicht mit Plastik beschichtet. Die Einlagen können leicht plaziert und ausgewechselt werden. Es ist also keine umständliche Fixierung nötig. Danebensickern von Urin und Hautausschläge sind bei diesen Einlagen unwahrscheinlich, sofern sie richtig sitzen. Die Hosen müssen sich wie ein knapper Badeanzug an den Körper schmiegen. Sie sind waschmaschinenfest. Die Kanga-Hosen haben allerdings den Nachteil, daß bei stärkerer Inkontinenz vorn die Feuchtigkeit hochzieht. Kanga-Produkte vertreibt die Fa. Blum, 3000 Hannover.

Suprima-Krankenhosen sind sehr empfehlenswert. Die verschiedenen Modelle (auch für Männer) haben eine gute Paßform und sind für die jeweiligen Inkontinenzformen aus verschiedenen Materialien gearbeitet. Angeboten werden Schlupfform, Hosen mit Knopf-, Druckknopf- und Klettverschlüssen (Fa. Kleeberg & Meyer). Neuerdings bietet dieser Hersteller auch eine Hose aus sehr hautfreundlichem, luftdurchlässigem, aber wasserdichtem (!) Material an. Leider lassen sich darin aber Einlagen nicht fixieren.

Vermeiden Sie gewöhnliche Plastikhosen oder Babyplastikhosen in Übergrößen. Sie sind hart, unbequem im Tragen und können demütigend wirken, weil Sie sich darin wie ein Säugling fühlen mögen. Da Kunststoff nicht atmungsaktiv ist, können sie starkes

Schwitzen, schlechten Geruch und Hautausschläge verursachen. Bei schlechter Paßform sind sie undicht, oder im Zwickel können sich Pfützen sammeln.

Einlagen
Gewöhnliche Monatsbinden können bei leichtem Harntröpfeln ausreichen. Es gibt heute hochsaugfähige dünne Binden, deren dem Körper zugewandte Seite trocken bleibt. Eine Einlage, die noch saugfähiger als eine gute Binde ist, aber so aussieht, heißt *Gelulose Pad*. Sie enthält eine feuchtigkeitsbindende Substanz. Außerdem bindet sie Gerüche. Sie nimmt zirka dreimal soviel Flüssigkeit auf wie eine ähnliche Einlage gleicher Größe. Hersteller: Gelulose Incontinence Products, Southport.

Auch Wegwerfeinlagen vom leichten saugfähigen Typ funktionieren gut und tragen unter der Kleidung nicht auf.

Verschiedene Einlagen und Hosen, die für viele Formen der Inkontinenz geeignet sind, stellt die Firma Mölnlycke her. Prospekte erhalten Sie bei Russka, Spielhagenstraße 20, 3000 Hannover 1.

Nicht zu empfehlen sind Einlagen wie zum Beispiel Inco-Roll, ein furchtbar voluminöses Material von der Rolle, das sehr leicht zerfällt. Einlagen »vom Stück« sollen an der richtigen Trennstelle abgeschnitten werden, damit sie nicht zerbröseln. Sie sind preiswerter.

Anmerkung: Kein Hosenmodell mit Einlagen kann große Sturzbäche von Urin aufnehmen. Wenn der Harnfluß immer größer ist als das Fassungsvermögen der Einlagen, ist wohl ein Katheter notwendig.

Hilfsmittel für Männer

Für Männer wurden spezielle Inkontinenzhilfen entwickelt, sogenannte Kondom-Urinale. Sie sehen ähnlich aus wie Präservative. Sie passen genau auf den Penis (verschiedene Größen) und sind an der Spitze mit einem Schlauch versehen, der zu einem am Bein befestigten Plastikbeutel führt. Der Beutel wird entleert, sobald es nötig ist. Männer, die kein Kondom-Urinal benutzen können, verwenden im Prinzip die gleichen Hosen und Einlagen wie Frauen. Manche Hosen sind vorn wie Herrenslips verarbeitet. Auch von Kanga Pants gibt es Spezialmodelle für Männer.

Hersteller von Kondom-Urinalen:
Manfred Sauer, 6903 Neckargemünd.

Hersteller von Urinalen:
Russka, Hannover, und W. Rüsch, Waiblingen.

Für Männer, die keine Urinale oder Kondom-Urinale benutzen können, ist oft die Tena-Herrenvorlage eine gute Lösung (Russka).

Männer haben auch den Vorteil, daß sie Urinale und andere Behälter benutzen können, wenn keine Toilette in Reichweite ist. Behälter für Frauen funktionieren nicht so gut. Der sogenannte Feminal-Behälter, ein handtaschengroßes portables Urinal, hat sich bei den Tests im St George's Hospital leider nicht bewährt, da man die Behälteröffnung leicht verfehlt, wenn sie nicht genau und mit ruhiger Hand untergehalten wird.

Weitere Informationen über Inkontinenzhilfen

Eine sehr umfangreiche und ausführliche Liste über Nachtstühle, chemische Toiletten, Toiletten- und Badehilfen, Behälter, Urinale, Katheter, Beutel, Kondom-Urinale, Hosen und Einlagen, Matratzenauflagen und Geruchsbindemittel finden Sie in einer Broschüre der Disabled Living Foundation, 346 Kensington High Street, London W 14 (Telefon 00441-01-602 2491).

Die Broschüre dieser Behinderten-Stiftung ist illustriert und enthält Namen und Adressen aller englischen Lieferanten. Die Stiftung unterhält auch einen telefonischen und schriftlichen Inkontinenz-Beratungsdienst. In der Bundesrepublik Deutschland gibt es keine derartige Einrichtung.

Eine weitere gute Informationsbroschüre mit dem Titel *Incontinence* wurde von einem Verband der Behinderten herausgegeben: The Greater London Association for the Disabled (GLAD) 1 Thorpe Close, London W 10 (Telefon 00441-01-9605799).

Die Selbsthilfeorganisation ARMS fördert Morag MacDougalls
Arbeiten am St George's Hospital. Ihre Ergebnisse wurden in
einem Bericht *Incontinence* zusammengefaßt und sind erhältlich bei
ARMS
71 Gray's Inn Road
London WC 1 X 8 TR

Geistige Einstellung

Viele Menschen, die an Multipler Sklerose leiden, finden die mit der Krankheit einhergehenden emotionalen und psychischen Probleme belastender als die eigentliche Krankheit und schwerer zu bewältigen als körperliche Mängel.

Depressionen

Bei einer MS-Diagnose sind Depressionen eine viel häufigere Reaktion als Euphorie, die angeblich mit MS einhergehen kann.

Depressionen treten wahrscheinlich bald nach der Diagnose auf, wenn Sie die volle Bedeutung der Krankheit erkennen. Wenn Sie Menschen in fortgeschrittenen Stadien des Leidens gesehen oder medizinische Lehrbücher über MS gelesen haben, glauben Sie vielleicht, daß Ihnen das Schlimmste widerfahren wird, und werden daher von Schwermut und Verzweiflung gepackt.

Viele Ärzte raten ihren frisch diagnostizierten MS-Patienten, sie sollen »heimgehen und die Sache vergessen«. Dieses Verhalten macht mich immer zornig, aber Sie können daraus ersehen, was die Ärzte damit sagen wollen. Sie meinen, daß Sie nicht die schlimmsten Möglichkeiten begrübeln oder sich als Krüppel betrachten sollen, wenn Sie keiner sind. Die MS-Kranken, die das Leiden anzuerkennen imstande sind, führen weiterhin ein möglichst normales Leben und scheinen weniger an Depressionen zu leiden.

Depressionen entgegenzuwirken ist schwierig. Einer meiner australischen Bekannten gelang es jedoch, sie mit einem einfachen Fünf-Punkte-Plan zu überwinden:

Schlafen Sie ausreichend. Lassen Sie es nie zu übergroßer Müdigkeit kommen. (Bedenken Sie, um wieviel deprimierter Sie sich fühlen, wenn Sie müde sind.)

Essen Sie wenig und oft. Nie darf Ihnen flau vor Hunger werden.
Machen Sie mindestens einmal am Tag Gymnastik.
Nehmen Sie sich jeden Tag etwas vor.
Seien Sie gesellig. Nehmen Sie Anteil an anderen Menschen.

Beherzigen Sie dazu folgendes:

Denken Sie positiv.
Pflegen Sie sich.
Führen Sie ein möglichst geregeltes Leben. Seien Sie gelassen.
Beschäftigen Sie Ihren Geist. Bleiben Sie geistig rege.
Tun Sie etwas, was Ihnen das Gefühl der eigenen Leistung
vermittelt (kreatives Hobby). Oder helfen Sie anderen Menschen in Ihrer Umgebung.
Leben Sie in der Gegenwart, und machen Sie aus allem das Beste,
wie es gerade kommt. Trauern Sie nicht der Vergangenheit nach,
und sorgen Sie sich nicht um die Zukunft.

Warum Sie sich wohlfühlen sollen

Aus neueren Forschungsergebnissen ist bekannt, daß im Gehirn die
sogenannten Endorphine gebildet werden, wenn der Mensch
glücklich ist. Für das Gefühl des Wohlbefindens sind normale
Endorphin-Spiegel wesentlich.

Diese Endorphine stehen anscheinend in einem Zusammenhang
mit der Freisetzung bestimmter Hormone, zum Beispiel Kortison,
die am Zellwachstum und an der regelrechten Funktion des Organismus beteiligt sind. Man nimmt an, daß Endorphine und die
anschließende Freisetzung von Hormonen wie Kortison bei
MS-Kranken gering sind. Niemand weiß, warum. Wenn der Endorphin-Spiegel Ihres Gehirns zu niedrig ist, müssen Sie sich deprimiert fühlen. Wenn Sie sich niedergeschlagen fühlen, liegen auch
alle Funktionen, die in Ihrem Organismus von Endorphinen in
Gang gesetzt werden, unter der Norm.

Wenn der Endorphin-Spiegel in Ihrem Gehirn jedoch hoch ist,
etwa wenn Sie verliebt sind und sich ganz oben auf fühlen, werden
alle damit zusammenhängenden Funktionen gesteigert.

Versuchen Sie also, Dinge zu tun, die Ihre Stimmung heben. Bedenken Sie, daß tiefe Niedergeschlagenheit sich immer nachteilig, aber niemals günstig auf Ihre Gesundheit auswirkt.

Ihre Einstellung zu sich selbst

Wenn Sie erfahren, daß Sie MS haben, fällt es Ihnen sehr schwer, je wieder wie bisher über sich zu denken. Gewöhnlich fühlt sich der betroffene Mensch sogar in leichten Fällen, in denen gar keine Behinderung erkennbar ist, dennoch »behindert«. Er empfindet sich als ausgestoßen aus dem Kreis der wohlgestalteten Gesunden.

Sehr leicht fühlt man sich beschädigt, fühlt sich seelisch wie körperlich als Krüppel, als »Mensch zweiter Klasse«. Wahrscheinlich ist aber gerade diese negative Einstellung die größte Behinderung. Es ist lebenswichtig, sie zu überwinden.

Ich kenne einige MS-Kranke, die ziemlich schwer behindert sind, die an Stöcken oder Krücken gehen und manchmal im Rollstuhl sitzen. Doch weil sie sich stets für andere Menschen interessieren, immer lächeln und ein fröhliches Wort auf den Lippen haben und weil sie so reizende und liebenswerte Persönlichkeiten sind, stehen sie meist im Mittelpunkt und sind sehr beliebt.

Was Sie von anderen Menschen trennt, ist nicht, daß Sie vielleicht hinken oder daß Ihre Hand zittert, sondern daß Sie niedergeschlagen wirken, verbittert aussehen oder wie jemand, der seinem Gesprächspartner gleich den Kopf abbeißen wird.

Eine ausgeglichene Persönlichkeit zu sein, ist zu den besten Zeiten hart, aber wenn Sie sich nicht selbst bejahen – was ständige Neuanpassung an den Krankheitsverlauf bedeutet –, können Sie nicht erwarten, von anderen Menschen akzeptiert zu werden.

Selbstachtung ist eine ganz wesentliche Voraussetzung. Irgendwie denken die Mitmenschen immer das von Ihnen, was Sie selbst von sich glauben. Wenn Sie keine Selbstachtung haben, werden Sie auch nicht die Achtung anderer Menschen gewinnen. Wenn Sie sich selbst verabscheuen, können Sie einiger Feinde gewiß sein. Wenn Sie sich nicht mögen, wird auch kein anderer Mensch Sie lieben können. Das ist vielleicht die härteste Erkenntnis in unserem Leben.

Manche bemerkenswerten Menschen, die an MS erkrankt sind, haben das Leiden als verborgenen Segen begriffen. Sie finden, es gibt ihnen die Möglichkeit, den wahren Sinn des Lebens zu erkennen. Sie entkleiden das Leben all seiner Oberflächlichkeiten und Banalitäten und erfahren die echte Freude am Leben. Das sind Menschen, die jedes Blütenblatt einer Blume wahrnehmen und seine Schönheit bewundern. Manchmal sind es religiöse Menschen, die Trost in ihrem Glauben finden. Um sich täglich aufs Neue an der Schönheit des Lebens zu erfreuen, müssen Sie in der Gegenwart leben.

Ausgeglichenheit

Körperlich mögen Sie Ihr Gleichgewicht verloren haben, aber versuchen Sie Ihr seelisches Gleichgewicht wieder zu finden und zu bewahren. Vielleicht waren Sie immer ein Arbeitstier und haben darüber das Spiel vergessen. Möglicherweise schlummern Begabungen in Ihnen, die Sie wecken müßten, um die kreative Seite Ihrer Persönlichkeit zu entfalten.

Wenn Sie sich bemühen, die Seiten Ihrer Persönlichkeit zu entwickeln, die in Ihren Augen brachliegen oder schlummern, wird Ihr Selbstbewußtsein gesteigert. Viele Menschen leben in einem Ungleichgewicht zugunsten der materiellen Dinge und zum Nachteil des geistigen Lebens. Sie werden jedoch glücklicher, wenn Sie dieses Ungleichgewicht kompensieren.

Trauer

Nachdem Sie erfahren haben, daß Sie an MS leiden, stellt sich sehr häufig ein Gefühl des Verlusts ein. Es ist, als wäre ein Teil von Ihnen gestorben, und ganz natürlich grämen Sie sich und trauern darüber. Die Dauer des schmerzlichen Verlustes für Ihr altes Ich wird ihre Zeit brauchen. Sie werden aus Ihrer Trauer emportauchen, aber Sie werden ein anderer Mensch sein als zuvor. Bis dahin werden Sie durch eine entsetzliche Phase von Gefühlen des Schocks, der Verwirrung, des Grauens, des Zorns und der Wut gegangen sein, bis Sie geläutert wieder zu sich finden.

Alle MS-Kranken können sich erinnern, wie sie vor der Erkrankung aussahen. Alle waren sie einmal leistungsfähig und gesund, konnten herumrennen, auf Berge klettern, Sport treiben und flitzen, um den Bus noch zu kriegen. Wenn alle diese Aktivitäten unmöglich werden, ändert sich die Einschätzung Ihres Körpers oft dramatisch.

Menschen mit MS finden sich oft nicht mehr nützlich oder attraktiv für andere. Sie müssen auch lernen, mit dem »Stigma« der MS zu leben. Ein schwaches Selbstbewußtsein kann dazu führen, daß sie fürchten, von ihrem Partner oder einem künftigen Partner abgewiesen zu werden, und diese Art Befürchtungen haben es leider an sich, daß sie sich selbst erfüllende Prophezeiungen sind.

Es ist wichtig, daß Sie versuchen, eine positive Einstellung zu Ihrem Körper zu bewahren. Es gibt keinen Grund, warum Sie nicht selbst bei geringem Einkommen Ihre äußere Erscheinung pflegen und sich modisch kleiden sollen. Viele MS-kranke Frauen, die ich kenne, sehen fabelhaft und elegant aus, selbst wenn sie im Rollstuhl sitzen oder an Krücken gehen müssen.

Sich mit der Krankheit arrangieren

Das ist außerordentlich schwer, da sich das Krankheitsbild der MS dauernd ändert. Kaum arrangieren Sie sich mit einer Form der Behinderung, dann trifft Sie vielleicht eine andere, und der ganze Anpassungsprozeß kann von vorne beginnen. Die Anpassung ist ein nie endender Vorgang und eine ständige Belastung.

Wenn Sie Ihre Lage realistisch betrachten können, werden Ihre Verbitterung und Enttäuschung geringer sein. Das Leben ist ohnehin nicht vorhersehbar – die MS macht es nur noch ungewisser.

Unsichtbare Symptome

Zu diesen Symptomen zählen Ermüdung, Schwäche, verschwommenes Sehen oder Doppelsehen und Schwierigkeiten mit der Blasenkontrolle.

Bei diesen Symptomen ist es relativ einfach, vor der Umwelt zu verbergen, daß Sie an MS leiden, und Sie können versuchen, auch sich selbst darüber zu täuschen, mit dem Ergebnis, daß Sie schließlich in einen Konflikt mit der eigenen Identität geraten. Die Verdrängung kann auch Ihren Streß und Ihre Ängste mehren, was die Sache sehr wohl verschlimmern kann. Wahrscheinlich ist es besser, etwas offenkundig Wahres nicht zu verleugnen.

Zwischenmenschliche Beziehungen und Sexualität

Wenn Sie bereits in einer vertrauten und liebevollen Beziehung zu Ihrem Partner leben, gibt es keinen Grund, warum die MS diese Beziehung bedrohen sollte. Die Krankheit kann vielmehr Ihr Zusammengehörigkeitsgefühl intensivieren.

Andererseits kann ein chronisches und womöglich zu Behinderung führendes Leiden wie die Multiple Sklerose schwere Spannungen in einer Beziehung heraufbeschwören, in der es keine tiefe Vertrautheit und Kommunikation gibt. Wenn der MS-Kranke es schwierig findet, offen zu sprechen, Hilfe anzunehmen oder wenn er sehr fordernd ist, aber auch, wenn der Partner unfähig ist, Hilfe zu geben, kann eine Ehe ernsthaft gefährdet sein.

Wenn ein Mann oder eine Frau MS bekommt, ist es schwierig, das Familienleben aufrecht zu erhalten, als wäre nichts geschehen. Andererseits will die von der Krankheit betroffene Person nicht als Invalide abgestempelt werden und die Rolle der Ehefrau, der Mutter, des Ehemanns, Vaters oder Ernährers aufgeben.

Selbst wenn Ihre äußere Erscheinung sich geändert hat, sind Sie immer noch Sie selbst. Sie sind weiterhin imstande, Liebe zu geben und zu empfangen, zu lachen, zu weinen, Gefühle zu teilen, und Sie werden von der Familie, den Freunden und Kollegen gebraucht. Sie empfinden ein stärkeres Selbstwertgefühl, wenn Sie sich dauernd bewußt bleiben, daß Sie gebraucht und geliebt werden und daß Sie liebenswert sind.

Wenn Sie trübsinnig und mürrisch einhergehen, werden Sie es schwer finden, sich zu mögen. Sie können dann schwerlich erwarten, daß andere Sie mögen. Ein Stirnrunzeln verscheucht andere Menschen, aber ein Lächeln zieht sie an.

Wenn Sie es sich ernstlich vornehmen, können Sie ihre Stimmungen beherrschen. Besser versuchen Sie, Ihre Probleme mit der MS leichten Herzens anzugehen, statt schwerfällig und düster darüber zu grübeln. Gewiß sind diese Probleme kein Spaß, aber die

MS-Kranken, die ich kenne und die trotz ihrer Schwierigkeiten ihren Humor behalten haben, kommen im Leben viel besser zurecht als andere. Es sind die Menschen, die bei einer Inkontinenz vielleicht kichern: »Oh weh, jetzt bin ich schon wieder undicht«, anstatt schamhaft darüber in Verlegenheit zu geraten.

Beziehungsprobleme

Es ist einfach, die MS zum Sündenbock für alle ehelichen und sexuellen Probleme zu machen, wenn die eigentliche Beziehung im argen liegt.

Immerhin wird die MS jede Beziehung ungeheuer belasten. Gefühle, mit denen keiner von Ihnen vorher konfrontiert wurde, werden Sie jetzt wahrscheinlich mit furchtbarer Wucht treffen. Gefühle von Furcht, Frustration und Wut, vielleicht auch Feindseligkeit und Schuldgefühle.

Jedes Paar muß gemeinsam die Aufgaben von Abhängigkeit und Unabhängigkeit herausarbeiten – in welchem Maß der MS-Kranke Ansprüche an den Partner stellen darf, und in welchem Maß der Gesunde dem Kranken Hilfe geben soll. Manche Leidenden werden die »Krankenrolle« spielen und sie benutzen, um ihren Partner oder andere Angehörige unter Druck zu setzen, aber das bringt ihnen nur Schuld- und Haßgefühle.

Diese Anforderungen sind sehr schwer zu bewältigen, doch man muß sich ihnen stellen und darüber sprechen. Unter Umständen braucht man Hilfe von einem professionellen Therapeuten oder Eheberater.

Kinder

Kinder können sehr verwirrt und schockiert reagieren, wenn ein Elternteil an MS erkrankt. Vielleicht konnten sie bislang mit ihrer Mutter durch den Park rennen oder mit dem Vater Fußball spielen, und das fällt nun flach.

Wann Sie Ihre Kinder wie informieren, hängt von ihrem Alter ab. Der entscheidende Punkt jedoch ist Aufrichtigkeit. Versuchen

Sie nicht, einem vierjährigen Kind mehr zu erzählen, als es begreifen kann. Kinder merken instinktiv, daß etwas nicht stimmt und daß Sie besorgt sind. Dessen müssen Sie sich bewußt sein und verstehen, daß kindliches Verhalten mitunter gestört sein kann. Die Kinder brauchen Trost und Beruhigung.

Ihre Kinder müssen nun ihre Ansichten darüber ändern, was Vater oder Mutter sind, und diese Umstellung braucht Zeit.

Ältere Kinder erscheinen vielleicht äußerlich ruhig oder gar gleichgültig, wenn ihnen eröffnet wird, daß Sie MS haben, doch können sie sich innerlich furchtbar darüber ängstigen. Damit werden Sie am besten fertig, indem Sie mit den Kindern sprechen, ihnen eher mehrmals wenig Informationen geben, statt einmal eine lange Rede zu halten. Behandeln Sie die Kinder wie Erwachsene, und lassen Sie sie eine verantwortungsvolle Rolle im Familienleben übernehmen.

Wem sage ich's?

Was Sie anderen Menschen erzählen, hängt vom Grad Ihrer Behinderung ab. Vielleicht tröstet es Sie, wenn Sie es manchen Menschen sagen – aber nicht allen.

Sie werden vielleicht überrascht sein von der Hilfsbereitschaft mancher Menschen, denen Sie von Ihrer Erkrankung erzählen. Seien Sie so sachlich wie möglich. Versuchen Sie nicht, die Rolle des tragischen Helden zu spielen oder sich als medizinischer Sachverständiger zu gebärden.

Andererseits gibt es auch Menschen, bei denen Sie besser zurückhaltend sein sollten. Es verlangt Mut, mit Angaben über eine Krankheit herauszurücken, die leider immer noch mit einem gesellschaftlichen Makel behaftet ist. Bei manchen Menschen, denen Sie davon erzählen, besteht die Gefahr, daß Sie als die »Person mit der MS« abgestempelt werden, und dieses eingrenzende Etikett zu überwinden ist eine ziemliche Bürde.

An wen wenden Sie sich um Hilfe?

Der geeignetste Mensch, an den Sie sich wenden können, ist vermutlich nicht der Ehepartner, die Ehefrau, der Vater oder die Mutter. Schließlich leiden auch sie als mittelbar Betroffene unter den gleichen Gefühlen von Verlust, Trauer und Furcht wie Sie. Weinen Sie gemeinsam, aber nicht an der Schulter des anderen. Nicht immer ist nämlich der nicht betroffene auch der starke Partner. Deshalb wenden Sie sich besser an jemand, der außerhalb Ihrer direkten Situation steht.

Es ist wichtig, daß Sie jemand Ihr Herz ausschütten. Das Schlimmste, was Sie tun können, ist, alles in sich zu verschließen, denn das verstärkt nur Ihre Ängste. An wen also wenden Sie sich?

In England, Wales und Schottland arbeiten telefonische Beratungsdienste von ARMS. ARMS ist eine Selbsthilfe- und Wohltätigkeitsorganisation, deren Mitglieder von der Krankheit betroffen sind oder einen nahen Angehörigen mit dem Leiden haben. Sie unterhalten rund um die Uhr einen Telefondienst mit geschulten Beratern, die entweder selbst MS oder einen nahen Verwandten mit dieser Krankheit haben. Sie sind dazu da, das ganze Jahr über zu jeder Tages- und Nachtzeit allen Problemen mit MS zuzuhören, die MS-Kranke, ihre Familien oder ihre Freunde haben. Die Berater helfen den Anrufern, mit ihrer Verzweiflung, ihren Ängsten und ihrem Zorn fertigzuwerden und Hoffnung für die Zukunft zu schöpfen.

Die Deutsche Multiple Sklerose Gesellschaft hat in ihren Zentren in den einzelnen Bundesländern Sprechstunden eingerichtet. Überdies bemühen sich die örtlichen Selbsthilfegruppen, manche seelische Not zu lindern.

Sozialarbeiter

Wenn sich noch kein Sozialarbeiter oder Zivildienstleistender um Sie kümmert, setzen Sie sich mit dem Sozialamt Ihrer Gemeinde in Verbindung, damit jemand zu Ihnen kommt. Der Sozialarbeiter soll in der Lage sein, Ihnen mit Rat und Tat zur Seite zu stehen. Er kann auf Hilfsmittel, behindertengerechte Ausstattung der Wohnung, Hilfe im Haus usw. hinweisen und sie zum Beispiel beantragen helfen. Von der Gemeinde oder von Pflegediensten kann nötigenfalls auch eine Schwester geschickt werden.

Psychotherapie

Wenn Sie in eine tiefe Depression gefallen sind, weil Sie an MS leiden, kann Ihr Arzt Sie zu einem guten Psychotherapeuten überweisen. In England wird die Psychotherapie in manchen Fällen vom Staatlichen Gesundheitsdienst finanziert. Die Psychotherapeuten in der Bundesrepublik Deutschland müssen in der Regel eine Qualifikation vorweisen, die sie zur Behandlung von Kassenpatienten berechtigt.

Auch wenn Psychotherapie ein sehr zeitaufwendiges Verfahren ist, das sich über Jahre hinziehen kann, sollte sie in Erwägung gezogen werden, wenn die persönliche Beziehung zu Ihrem Partner oder ein anderes Problem Sie in Verzweiflung stürzt und Sie aus eigener Kraft nicht aus dem Dilemma herauskommen.

Sexuelle Probleme bei Männern und Frauen

Es gibt keinen Grund, warum die Multiple Sklerose die sexuelle Beziehung zu Ihrem Partner beenden oder einschränken oder Sie hindern sollte, wie jeder Mensch mit sexuellen Bedürfnissen zu reagieren. Die MS kann spezielle sexuelle Probleme aufwerfen, aber mit Liebe, Wissen, Gesprächen, einer offenen Einstellung, Geduld und vielleicht auch mit Hilfe neuer Stellungen oder sexueller Hilfsmittel lassen sich die Schwierigkeiten überwinden.

Wenn Sie erkrankt sind, hängt sehr viel davon ab, daß Ihr Partner Sie weiterhin als sexuell anziehenden Menschen begreift, und Sie müssen alles tun, um wirklich attraktiv zu bleiben.

Wenn Sie glauben, nicht attraktiv zu sein, oder ihre Fähigkeit bezweifeln, einen Partner zu fesseln oder zu halten, kann dies Ihr Selbstbild und Ihre Selbstachtung zerstören. Darum müssen Sie sich bejahen und mögen, damit andere Ihnen gegenüber genauso empfinden. Vielleicht müssen Sie Ihre Definition der Sexualität über die Fähigkeit oder eingeschränkte Fähigkeit nur zum Geschlechtsverkehr hinaus erweitern.

Um sexuelle Probleme zu bewältigen, müssen Sie sich Ihrem Partner offen und aufrichtig mitteilen. Wenn Sie Ihre Gefühle nicht äußern, kann Ihr Partner Ihre Bedürfnisse nicht erkennen. Mit

Liebe und Geduld von beiden Seiten lassen sich die Probleme meistens lösen.

Das Schlimmste, was Sie tun können, ist, sexuelle Begegnungen zu vermeiden. Manche Paare neigen dazu, weil sie fürchten, Sex könnte bei dem betroffenen Partner die MS verschlimmern. Oder Sex wird vermieden, weil sie nicht wollen, daß er enttäuschend oder frustrierend endet, wenn dies bei den vergangenen Malen der Fall war.

Die Gefahr besteht, daß die »Erwartungshaltung« an sich zum Problem wird, wenn Sie dauernd ängstlich beobachten, was schiefgehen könnte. Leistungszwang stört immer die Entspannung und die Freude. Er kann beim Mann die Erektion und bei der Frau den Orgasmus unmöglich machen.

Müdigkeit

Müdigkeit ist für Männer und Frauen mit MS ein großes Problem. Falls aber Müdigkeit das sexuelle Zusammensein erschwert, kann man ihr durchaus begegnen, indem man sein Geschlechtsleben vorausschauend plant, auch wenn dies bedeutet, daß es nicht zu spontanem Sex kommt.

Wählen Sie für Ihre sexuellen Aktivitäten eine Tageszeit, zu der Ihre Energie am größten ist. Es ist dumm, sich spät abends oder nachts auf Sex einzulassen, nachdem Ihre Energiereserven verbraucht sind. Wenn Sie sich tagsüber sexuellen Freuden hingeben wollen, ruhen Sie vorher ausgiebig. Bitten Sie notfalls Ihre Nachbarn, sich Ihrer Kinder anzunehmen. Vermeiden Sie Störungen. Versuchen Sie, eine entspannte und erotische Stimmung zu schaffen. Dann wird die sexuelle Begegnung befriedigender sein.

Probleme bei Männern

Der neurologische Defekt kann bei Männern zu teilweiser oder vollständiger Impotenz führen. Allerdings sind nicht selten auch emotionale Faktoren für das Ausbleiben der Erektion verantwortlich. Wie die anderen Symptome der MS kann die Potenz vorübergehend verlorengehen und dann wiederkehren.

Bei Männern können alle möglichen Schwierigkeiten auftreten von dem Problem, eine Erektion zu bekommen und zu halten, über Sensibilitätsstörungen und Ejakulationsprobleme bis zur völligen Unmöglichkeit, eine Erektion zu bekommen.

Die Ejakulation kann beeinträchtigt sein, weil auch sie ein Reflex ist, der von einem Nervenbündel aus dem unteren Abschnitt des Rückenmarks gesteuert wird. Wenn ein Mann Schwierigkeiten hat, eine Erektion zu bekommen oder zu halten, kann er oft auch nicht ejakulieren.

Probleme bei Frauen

Frauen mit MS können die Fähigkeit zum Orgasmus verlieren, an verminderter Libido oder an Spastizität leiden. Manchmal besteht bei ihnen eine verminderte Lubrifikation (= Gleitfähigkeit) der Scheide, ferner Angst wegen der Beherrschung der Blasenfunktion und das Problem der Müdigkeit. Andererseits gibt es viele Frauen mit ziemlich schweren Behinderungen, die keine dieser Schwierigkeiten bekommen und normalen befriedigenden Geschlechtsverkehr haben.

Wegen Spasmen der Oberschenkelmuskulatur und verminderter Gleitfähigkeit der Scheide kann der Geschlechtsverkehr erschwert sein. Im letzteren Fall kann ein künstliches Gleitmittel wie zum Beispiel *Gleitgelen, Katheterpurin* oder auch die gute alte Vaseline helfen.

Viele Frauen mit MS bekommen weiterhin einen normalen Orgasmus. Andere empfinden je nach dem Ausmaß des neurologischen Schadens vielleicht keinen genitalen Orgasmus. Frauen, die keinen physischen Orgasmus haben, können aber unter Umständen doch einen seelischen Höhepunkt erreichen – eine Art Phantomorgasmus, der sich aus der Erregung, dem Orgasmus des Partners und aus dem gemeinsamen Abbau einer Spannung ergibt.

Selbst wenn der normale Geschlechtsverkehr erschwert ist, finden viele Menschen das emotionale und psychische Vergnügen daran so wesentlich für ihre Beziehungen, daß sich die Mühe lohnt, spezielle Schwierikeiten zu überwinden.

Falls der Mann Erektionsprobleme hat, ist der Geschlechtsverkehr doch möglich, wenn die Frau sich rittlings auf ihn setzt und seinen schlaffen Penis in ihre Scheide einführt. Wenn sie dann die Scheidenmuskeln bewußt rhythmisch um den Penis kontrahiert, kann sie oft eine Teilerektion bewirken. Es kann nötig sein, verschiedene Stellungen auszuprobieren, um die besonderen Probleme eines Partners zu lösen. Es sollte möglich sein, eine bequeme Stellung zu finden, die beiden Partnern Vergnügen und Befriedigung verschafft.

Katheter können an den Körper geklebt werden, so daß sie nicht hinderlich sind. Der Mann kann aus hygienischen Gründen ein Kondom benutzen.

Wenn der normale Geschlechtsverkehr zu schwierig ist, gibt es andere sexuelle Praktiken, um die Intimität mit Ihrem Partner zu erhalten. Alles, was gegenseitiges Vergnügen bereitet, ist richtig und in Ordnung, auch wenn manche Leute meinen, sie seien vielleicht pervers. Hierzu zählen oraler Sex, Masturbation, natürlich auch gegenseitiges Massieren, Kuscheln, Streicheln und alle anderen zärtlichen Berührungen und Liebkosungen. Bei einer gesunden sexuellen Beziehung sind das alles Bereicherungen des Geschlechtsverkehrs und keine Alternativen.

Sexuelle Hilfsmittel können bei der Liebe Vergnügen und Befriedigung verschaffen. Daher sollten Sie sie nicht mit Mißtrauen betrachten, nur weil sie Objekte und nicht natürlich sind. Alles, was beim Sex keine seelischen oder körperlichen Schmerzen verursacht und beiden Partnern gefällt, ist nicht abzulehnen, sondern zu begrüßen. Schließlich findet ja auch niemand etwas dabei, eine Brille zu tragen, weil er schlecht sieht. Das gleiche sollte auch für sexuelle Hilfsmittel gelten.

Wenn es Ihnen peinlich ist, in einen Sex-Shop zu gehen, können Sie entsprechende Hilfsmittel über den Versandhandel beziehen, in der Bundesrepublik Deutschland zum Beispiel bei Beate Uhse, Gutenbergstraße 12, 2390 Flensburg.

In England gibt es eine Organisation, die sich speziell mit den sexuellen Problemen Behinderter befaßt. Sie hat eine Reihe von Broschüren zu diesem Thema herausgegeben. Diese Organisation berät auch über sexuelle Hilfsmittel und hat entsprechende Adressen. Anschrift: SPOD, 25 Mortimer Street, London W1 N8 AB

Psychosexuelle Beratung
In England kann man sich in Familienplanungskliniken psychosexuell beraten lassen. Wenn Sie sich scheuen, Ihren Arzt um Rat zu fragen, wenden Sie sich an die nächste Familienplanungsstelle. Diese Beratungen sind weitgehend psychologisch orientiert, was auch bei bestehender körperlicher Erkrankung durchaus angebracht sein kann.

In der Bundesrepublik Deutschland ist die Pro Familia auch für die Sexualberatung behinderter Menschen kompetent. Zwischen Pro Familia und der Deutschen Multiple Sklerose Gesellschaft gibt es eine gute Zusammenarbeit. Es werden auch spezielle Partnerseminare veranstaltet. Die Anschrift der nächstgelegenen Beratungsstelle der Pro Familia finden Sie im örtlichen Fernsprechverzeichnis.

Schwangerschaft

Eine der drängendsten Fragen, die sich eine junge Frau mit Multipler Sklerose stellt, ist diese: »Kann ich Kinder bekommen?«

Bedenkt man die Tausenden von MS-kranken Frauen, die glücklicherweise Kinder geboren haben, dann ist die Antwort ein entschiedenes Ja. Ein Kind zu bekommen, wenn Sie MS haben, ist allerdings nicht so einfach wie bei gesunden Frauen.

Die Ärzte vertreten die Ansicht, als MS-Kranke ein Kind zu bekommen, sei weniger ein medizinisches als ein soziales Problem. Damit meinen sie, daß Fragen wie »Wer kümmert sich um das Baby?« oder »Wieviel Hilfe und Unterstützung kann der Ehemann geben?« wichtiger sind als die körperliche Seite der Schwangerschaft, die an sich nicht allzu viele Probleme aufwirft.

Die gefährliche Zeit für eine Frau mit MS liegt nicht während der Schwangerschaft oder auch der Entbindung. Sie kommt erst, nachdem das Kind geboren ist – manchmal Monate danach, wenn gestörter Nachtschlaf, dauernde Bedürfnisse des Säuglings und ständige Müdigkeit ihren Tribut fordern. Aus diesen Gründen braucht eine junge Mutter mit MS mehr als die übliche Unterstützung vom Ehemann, von anderen Angehörigen oder bezahlte Hilfe, damit das Risiko eines Krankheitsschubs gemindert wird.

Fruchtbarkeit

MS-kranke Frauen sind im allgemeinen weniger fruchtbar. Selbst bei den Betroffenen mit regelmäßiger Monatsblutung ist die Fruchtbarkeit wahrscheinlich vermindert. Die Multiple Sklerose kann die Hormonfunktionen einer Frau beeinträchtigen, und nicht selten setzt bei Frauen mit MS zeitweise die Periode aus.

Wenn Sie das Glück haben, Ihre Periode regelmäßig zu bekommen, und gesund genug sind, um schwanger zu werden, dann besteht die Chance, daß Sie auch gesund genug sind, um ein Kind auszutragen. Wenn Sie MS haben und überhaupt schwanger werden, bedeutet das, daß Sie relativ leicht erkrankt sind. Frauen mit schwerem Verlauf des Leidens werden äußerst selten schwanger.

Schwangerschaft

Wenn Sie erst schwanger sind, gibt die Schwangerschaft keine besonderen Probleme auf. Viele Frauen fühlen sich während dieser Zeit ausgesprochen wohl, sobald die Phase der morgendlichen Übelkeit vorüber ist. Manche Symptome, die während der Schwangerschaft auftreten, können völlig normal sein und haben nichts mit der MS zu tun. Regen Sie sich also nicht unnötig auf, wenn Sie zum Beispiel öfter als gewohnt zur Toilette müssen.

Es ist klug, sich während der ganzen Zeit vor der Entbindung in die strenge Obhut des behandelnden Arztes und des Gynäkologen zu begeben. Sie werden Ihnen wahrscheinlich raten, in einer Klinik zu entbinden, weil dort alle bei Komplikationen benötigten Geräte zur Verfügung stehen. Wenn Ihre Schwangerschaft normal verläuft, gehen Sie zu den üblichen Untersuchungen und besuchen einen Kurs für Schwangerschaftsgymnastik wie andere werdende Mütter auch. Wenn Sie sich vergewissern wollen, daß Ihr Baby normal sein wird, lassen Sie eine Ultraschalluntersuchung und eine Amniozentese (Fruchtwasseruntersuchung) machen. Dabei lassen sich Anomalien wie Spina bifida (Spaltbildung der Wirbelsäule) und Mongolismus feststellen. Während der Schwangerschaft sollten Sie wirklich alles tun, um möglichst fit und gesund zu bleiben. Das bedeutet, Sie müssen sehr gute Kost essen, viel Gymnastik treiben (Schwimmen ist ausgezeichnet), viel an der frischen Luft spazieren, viel Ruhe und Schlaf und ein ruhiges zuversichtliches Gemüt haben.

Wenn Sie unter ärztlicher Überwachung die Kapseln mit Nachtkerzenöl und zusätzlich Ihre Vitamine und Mineralstoffe schlucken, werden Sie ganz gewiß Ihre Schwangerschaft gut überstehen.

Die Entbindung

Wenn die Wehen einsetzen, sind die Kontraktionen der Gebärmutter reflektorisch, und die MS hat keinen Einfluß darauf. Das einzige Problem ist die Ermüdung während der Entbindung. Die Art der Entbindung hängt unter anderem von der Schwere Ihrer Erkrankung ab. Falls Sie nicht behindert sind, stehen Ihnen die gleichen Möglichkeiten offen wie anderen Frauen.

Ist eine aktive natürliche Geburt möglich?

Wenn Sie ohne Medikamente oder Eingriff natürlich entbinden wollen, wird Ihr größtes Problem wahrscheinlich darin bestehen, einen Geburtshelfer zu finden, der bereit ist, Sie dabei zu betreuen.

Bei einer natürlichen Entbindung werden Sie ermutigt, während der ersten Wehenphase beliebig umherzugehen. In der zweiten Phase werden Sie angehalten, jede Stellung einzunehmen, in der Sie sich wohlfühlen – auf allen vieren kauern, stehen, sitzen. Manche Ärzte sagen, daß eine Frau instinktiv weiß, welche Stellung für sie am besten ist.

Diese Ärzte behaupten auch, daß die Rückenlage – wie ein hilfloser Käfer – die schmerzhafteste Gebärhaltung ist. Dennoch zwingen die meisten Kliniken die Frauen noch zu dieser Position und lassen sie auf hohen, schmalen Betten entbinden, die wie Operationstische aussehen.

Nach Auffassung mancher fortschrittlicher Ärzte wie etwa Michel Odent, der in Frankreich an der vordersten Front für die natürliche Geburt kämpft, ist die natürliche physiologische Geburt in aufrechter Position (Odent bevorzugt eine unterstützte Hockstellung) so wichtig, weil sie der Mutter und dem Kind das für das Wohlbefinden entscheidende hormonelle Gleichgewicht vermittelt. In der Klinikabteilung von Michel Odent in Pithiviers dauern die Wehen durchschnittlich 5 ½ Stunden.

Manche dieser alternativen Gebärhaltungen verlangen allerdings ziemlich kräftige Beinmuskeln. Einige fortschrittliche Entbindungsabteilungen verfügen aber bereits über spezielle Gebärstühle oder Gebärbetten oder geben Ihnen jemand zur Hilfe, der Sie stützt, so daß Ihre Beine entlastet werden. Seit geraumer Zeit entbindet Odent manche Schwangeren halbliegend in einem flachen Becken mit warmem Wasser.

Die hochtechnisierte Entbindung

Wenn Sie nicht sehr hartnäckig sind, werden die meisten Geburtshelfer Sie wahrscheinlich als »Risikofall« einstufen und alle Hilfen empfehlen, die die moderne medizinische Technik bietet. Dann müssen Sie schon mit den ersten Wehen ins Bett. Wahrscheinlich bekommen Sie einen Monitor angelegt, der die kindlichen Herztöne registriert, so daß man sofort einschreiten kann, wenn dem Kind Gefahr droht. Vielleicht rät man Ihnen zu einer Epiduralanästhesie (eine Art Rückenmarksbetäubung), um die Wehenschmerzen auszuschalten. Womöglich hängt man Sie an einen Tropf: Zu diesem Zweck wird eine Kanüle in Ihre Armvene geschoben, über die eine Glukoseinfusion in Ihre Blutbahn einläuft und Sie bei Kräften hält. Möglicherweise wird man auch Ihre Entbindung einleiten. Wenn es soweit ist, vor allem bei einer eingeleiteten Geburt, wird unter Umständen die Zange oder die Saugglocke benutzt. Oft wird routinemäßig eine Episiotomie (Scheidendammschnitt) gemacht, um den Geburtskanal zu erweitern.

Die Ärzte bieten Ihnen diese technischen Hilfen oft mit dem besten Willen an, weil sie glauben, daß dadurch Ihre Entbindung leichter, sicherer und weniger schmerzhaft wird. Allerdings fühlen sich viele Frauen bei dieser Art Geburtserlebnis nicht als Herrin ihrer selbst, so als würde das Baby aus ihnen herausgezogen. Wenn Sie nicht wollen, daß Ihre Entbindung in dieser Weise programmiert wird, müssen Sie Ihre Wünsche vom Beginn Ihrer Schwangerschaft an klar äußern. Informieren Sie sich bei der Ärztekammer über geeignete Entbindungskliniken in Ihrer Nähe.

Sobald das Kind geboren ist, soll es der Mutter angelegt werden, und beide sollten mindestens 45 Minuten zusammenbleiben. Im Idealfall soll auch der Vater dabeisein. Während dieser kritischen Zeit entsteht die Bindung, die für die Mutter-Kind-Beziehung und für die gesunde Entwicklung des Kindes entscheidend ist. Am besten ist unmittelbarer Hautkontakt. Deshalb sollte das Baby in dieser Phase unbekleidet bleiben. In den ersten 45 Minuten entwickelt das Kind Gesichtssinn, Gehör, Tastsinn, Geschmacks- und Geruchssinn, und es findet instinktiv die Brust der Mutter und beginnt zu saugen. (Durch den Blickkontakt wird der Saugreflex ausgelöst.) Die Risikozeit für eine Mutter mit MS beginnt oft viel später, wenn sie durch die Pflege des Neugeborenen überfordert wird. In dieser Zeit brauchen Sie Unterstützung, damit Sie genügend Ruhe und Schlaf bekommen.

Ist das Kind gesund?

Multiple Sklerose ist nicht erblich. Und doch besteht eine familiäre Disposition. Das bedeutet, MS tritt häufiger auf, wenn bereits ein naher Angehöriger daran leidet. Die Tatsache, daß MS in manchen Familien öfter vorkommt, ist für dieses Leiden nicht spezifisch – das gibt es bei den meisten Krankheiten, zum Beispiel Herzleiden, Hochdruckkrankheit, Knochen- und Gelenkentzündungen.

Die meisten MS-Kranken haben wohl eine sogenannte genetische Disposition (erbliche Veranlagung). Es gibt aber andere Menschen mit der gleichen genetischen Ausstattung, die nicht an MS erkranken. Und da niemand die Ursache oder Ursachen der MS kennt, weiß man auch nicht, warum die einen die Krankheit bekommen und die anderen nicht. Es ist realistisch zu sagen, daß beim Kind einer MS-kranken Mutter ein höheres Risiko besteht, im Erwachsenenalter an MS zu erkranken. Aber Multiple Sklerose ist nicht wie die Bluterkrankheit. Sie wird nicht unweigerlich von der Mutter auf das Kind vererbt.

Es ist völlig unbedenklich und wünschenswert, daß Sie Ihr Kind stillen. Anders als Kuhmilch vermag Muttermilch bekanntlich die körpereigene Abwehr gegen Krankheiten aufzubauen. Das Stillen ist außerdem sehr wichtig, um die Bindung zwischen Mutter und Kind zu intensivieren. Es kann freilich sehr ermüden, so daß es hilfreich ist, das Kind zwischendurch stattdessen aus dem Fläschchen zu füttern.

Die MS ist ein relativ seltenes Leiden; die überwiegende Mehrzahl des Nachwuchses kranker Mütter bekommt nie MS.

Nachweis der MS

Professor E. J. Field von der Royal Infirmary in Newcastle hat einen äußerst raffinierten Bluttest entwickelt, der bei Kindern eingesetzt wurde, in deren Familie MS vorkommt – meist ist es die Mutter. In manchen Fällen stellte Field fest, daß sich bei Kindern ein Anhaltspunkt für MS (»MS-Reading«) ergab. Das bedeutet nicht, daß eine MS im strengen neurologischen Sinn vorliegt, sondern daß eine familiäre Disposition besteht. Niemand weiß jedoch, ob ein positiver Befund bei diesen Blutanalysen bedeutet, daß die Kinder später eine MS bekommen werden.

Professor Field glaubt jedoch, daß eine anormale chemische Zusammensetzung des Blutes dieser Kinder korrigiert werden kann, wenn man ihnen Kapseln mit Nachtkerzenöl verabreicht. Bisher konnte nicht bewiesen werden, daß Kinder auf diese Weise davor bewahrt werden können, später an MS zu erkranken. Viele Eltern, deren Kinder diese Disposition im Bluttest aufweisen, geben diesen aber vorsorglich zu ihrer normalen Kost Kapseln mit Nachtkerzenöl. Sie gehen dabei von der Überlegung aus, daß ein Schaden unwahrscheinlich ist, hingegen etwas Gutes bewirkt werden könnte. Die meisten Eltern, bei deren Kindern die Blutanalyse ohne Befund war, sind natürlich sehr erleichtert.

Die Entscheidung für oder gegen ein Kind ist nicht leicht zu treffen. Sie ist Ihre und Ihres Mannes ureigene Angelegenheit – und niemand kann sie Ihnen abnehmen. Doch keine von den MS-kranken Müttern, die ich kenne, hat auch nur einen Augenblick bereut, ihr Kind bekommen zu haben.

Literaturhinweise

Allgemein

MS-Ratgeber: Praktische Probleme der Multiplen Sklerose; von H. J. Bauer, Gustav Fischer Verlag, 2. Aufl. 1983

Multiple Sclerosis; in: British Medical Bulletin. Erhältlich bei: Medical Department, The British Council, 65 Davis Street, London W1Y 2AA

Multiple Sclerosis: A Reappraisal; von D. MacAlpine, C. Lumsden und D. Acheson (Churchill Livingstone)

Multiple Sclerosis Research; vom Medical Research Council. Erhältlich bei H. M. Stationery Offices, London, 49 High Holborn, WC1V 6HB

Multiple Sclerosis: The Facts; von W. B. Matthews, Oxford University Press, 1980

Multiple Sclerosis (in einer Reihe Ratgeber zur Selbsthilfe erschienen), Lunesdale Publishing Group Ltd., Lunesdale House, Hornby, Lancaster, Lancs.

Lauf, solange du kannst. Bericht über eine Krankheit; von Cordula Lipke, Habbel Verlag

Behandlung der MS

Multiple Sklerose. Eine Krankheit, mit der man leben kann; von F. Liebscher, Haug Verlag, 1982

A Guide to the Management of Multiple Sclerosis: Naudicelle, Dietary, Exercise; von Joe Osborne. Erhältlich beim Verfasser, 24 Beech Grove, Newhall, Burton-on-Trent, Staffs.

Living with Multiple Sclerosis; von Dr. Elizabeth Forsythe, Faber 1979

Multiple Sclerosis: Control of the Disease; von W. Ritchie-Russell, Pergamon Press 1976

Multiple Sclerosis: Simple Exercises; von Gill Robinson. Erhältlich bei ARMS (s. Adressenanhang)

The Articulate Body; von Sidi Hessel, New English Library 1979

Diät

Das Öl der Nachtkerze Oenothera biennis; eine Quelle therapeutisch und diätetisch interessanter Fettsäuren; von H. Becker, in: Z. f. Phytotherapie 4, 2: 531–535 (1983)

Die glutenfreie Ernährung bei Zöliakie; von D. H. Shmerling u. M. Schmidinger, Schwabe & Co. (vergriffen, Neudruck in Vorbereitung)

The Low-Fat Gourmet: A Doctor's Cookbook für Heart Diseases and MS; von Dr. E. Forsythe, Pelham Books

The Multiple Sclerosis Diet Book; von Prof. Roy Swank. Erhältlich bei ARMS (s. Adressenanhang)

Good Food, Gluten-Free; von Hilda Cherry Hill. Erhältlich bei Henry Doubleday Research Association, Booking, Braintree, Essex

Rita Greer's Extraordinary Kitchen Notebook

Fruit and Vegetables in Particular

The First Clinical Ecology Cookbook

Diese Bücher von Rita Greer gibt es bei Roberts Publications, 225 Putney Bridge Road, London SW15 2PY

Help Fight MS: Dietary Therapy with Polyunsaturated Fatty Acids; von Dr. Paul Evers, Klinik Dr. Evers, 5768 Sundern-Langscheid

Manual of Nutrition; vom Ministry of Agriculture, Fisheries and Food. Erhältlich bei H. M. Stationery Offices

Dietary Fats and Oils in Human Nutrition; von Food and Agricultural Organization. Erhältlich bei H. M. Stationery Offices

What We Eat Today; von Michael u. Sheilagh Crawford, Spearman 1968

Minerals and Your Health; von Len Mervyn, Allen & Unwin 1980

Minerals: What They Are and Why We Need Them; von Miriam
   Polunin, Thorsons 1979

Sexualität, Schwangerschaft

Sexuality and Multiple Sclerosis; von Dr. phil. Michael Barrett.
   Erhältlich bei SPOD (s. Adressenanhang)
Entitled to Love; von Wendy Greengross, Malaby Press Ltd.,
   Aldine House, 26 Albemarle Street, London W1
Die sanfte Geburt; von Michael Odent, Kösel Verlag
Praktische Schwangerschaftsgymnastik; von Elisabeth Bing, Ull-
   stein tb

Nachrichtenbriefe, Informationen, Broschüren

Von ARMS Education Service:
Pain in MS; von Dr. Keith Budd
A View on Diet; von Rita Greer
Fatigue; von Prof. Dr. Edholm u. Dr. A. Burnfield
MS: A World Review; von Prof. H. J. Bauer
Nutrition in MS; von Prof. Roy Swank
ARMS Link Newsletter, für Mitglieder kostenlos; enthält aktuelle
   Informationen und nützliche Hinweise.
MS Society News. Verbandsorgan der MS Gesellschaft von Groß-
   britannien und Nordirland, für Mitglieder kostenlos; aktuell,
   nützlich, informativ; erscheint vierteljährlich.
MSS Bulletin. Monatsschrift der MS Society; aktuelle Informatio-
   nen. £ 1.50 pro Jahresabonnement.
Mitteilungsblatt Deutsche Multiple Sklerose Gesellschaft, Rosen-
   tal 5, 8000 München 2

Allgemeine Bücher über Behinderungen

Das alles soll ich nicht mehr können? Sozialtraining für Rollstuhl-
   abhängige, Beltz Verlag 1981
Coping with Disablement; von Peggy Jay. Erhältlich bei Consu-
   mer's Association, 14 Buckingham Street, London WC2N 6DS
Directory for the Disabled; von Ann Darnborough u. a., Wood-
   head-Faulkner Ltd., 8 Market Passage, Cambridge CB2 3PF

Nützliche Adressen

Deutsche Multiple Sklerose Gesellschaft
– Bundesverband – e. V.
Auf der Körnerwiese 5/III
D 6000 Frankfurt am Main
Telefon (0611) 55 54 59

Pro Familia
Deutsche Gesellschaft für Sexualberatung und Familienplanung
Auf der Körnerwiese 5
D 6000 Frankfurt am Main
Telefon (0611) 59 92 86

Deutsche Zöliakie-Gesellschaft
Ganzenstraße 13
D 7000 Stuttgart 80
Telefon (0711) 71 39 69

Deutsche Gesellschaft für Ernährung
Feldbergstraße 28
D 6000 Frankfurt am Main
Telefon (0611) 72 01 46

ARMS (Action for Research into Multiple Sclerosis)
71 Gray's Inn Road
London WC1X 8TR

Multiple Sclerosis Society of Great Britain and Northern Ireland
286 Munster Road
London SW6 6AP

SPOD (Sexual and Personal Relations of the Disabled)
c/o RADAR
25 Mortimer Street
London W1N 8AB

Sachregister

Verlag Hermann Bauer · Freiburg im Breisgau

Evelyne Holzapfel / Pierre Crépon / Claude Philippe

Magnet-Therapie

Eine neue Behandlungsmethode vereint die
heilenden Kräfte von Magnetismus und Akupunktur

173 Seiten mit 114 Zeichnungen; kartoniert

In diesem ungewöhnlichen Buch wird ein völlig neues Therapie-
verfahren aus theoretischer und praktischer Sicht behandelt. Es
stellt eine Behandlungsmethode vor, bei der die Eigenschaften von
Magnetfeldern und die Beeinflussung von Akupunkturpunkten
miteinander verbunden werden.
Schon im frühesten Altertum wurde die Heilkraft von Magneten
genutzt. Heute befassen sich Wissenschaftler und Forschungsinsti-
tute erneut mit den Eigenschaften magnetischer Felder, die unter
bestimmten Bedingungen unstreitig vorhanden sind. Beispielsweise wurde festgestellt, daß die Wirkung des Minuspols für die
Praxis erheblich interessanter ist als die des Pluspols. Über den
Minuspol werden Schmerzen gelindert, wird das nervöse Gleichgewicht wiederhergestellt, die Stoffwechselaktivität gesteigert . . .
Die Magnet-Therapie gehört zu den anerkannten Naturheilverfah-
ren. Japanische Forscher haben kleine kugelförmige Magnete entwickelt, die mit leichtem Druck auf alle Schmerzzonen einwirken.
Vor allem können die Magnetpflaster auf Akupunkturpunkten
angebracht werden. Damit lassen sich die in diesem Buch beschriebenen vielfältigen Störungen, vom Asthma bis zu Zahnschmerzen,
wirksam behandeln.

Verlag Hermann Bauer · Freiburg im Breisgau

Verlag Hermann Bauer · Freiburg im Breisgau

Grete Flach und Günther Hochheim

Gesundheits- und Lebensbrevier

6. Auflage, 121 Seiten; gebunden

Aus ihrem reichen Schatz an Erfahrungen gibt die bekannte Kräutermutter Flach in diesem Buch Ratschläge, wie durch eine natürliche Lebensweise Gesundheit und Jugendfrische erhalten oder wiedererlangt werden können. Sie zeigt, wie man frei wird von jeder innerlichen Verkrampfung und Lebensangst, die die Nerven angreifen und so oft Krankheitsursache sind. Viele neue Kräuterrezepte machen auch dieses Buch der Kräutermutter Flach zu einem wertvollen Helfer und Ratgeber in gesunden und kranken Tagen.

Grete Flach

Aus meinem Rezeptschatzkästlein

Eine Sammlung einfacher, bewährter Kräuterheilmittel

11. Auflage, 238 Seiten; gebunden

Kräutermutter Flach gibt Ratschläge zum rechten Gebrauch der zahllosen natürlichen Heilkräuter, der viel zu lange vergessenen Volksmedizin und Heilmittel, Tees, Salben und Tinkturen. Alles, was in den erweiterten Teil des »Rezeptschatzkästleins« aufgenommen wurde, ist bisher unveröffentlichtes Wissen um die natürliche Heilkraft der Pflanze.

Das Buch enthält auch zahlreiche alte Sprüchlein, die zum »Besprechen« von allerlei akuten oder chronischen Krankheiten des Leibes und der Seele benutzt wurden und in das Gebiet der magischen Heilweisen gehören.

Verlag Hermann Bauer · Freiburg im Breisgau

Verlag Hermann Bauer · Freiburg im Breisgau

Wataru Ohashi

Shiatsu – die japanische Fingerdrucktherapie

Das neue Heilverfahren zur Befreiung von Streß
und zur Vitalisierung der Lebenskräfte

4. Auflage, 144 Seiten mit 126 Abbildungen und 30 Zeichnungen;
kartoniert

Wer möchte nicht gern wissen, wie man sich auf einfachste Weise
von den Schmerzen und quälenden Spannungen des Alltags be-
freien und überdies noch die eigene Energie und Lebensfreude
steigern kann? Und all dies ohne Pillen! Shiatsu, die japanische
Fingerdrucktherapie, macht es möglich. Alles, was wir brauchen,
sind unsere Finger. Im Gegensatz zur chinesischen Akupunktur, die
sich im wesentlichen auf den einzelnen Akupunkturpunkt beschränkt, erhält bei der japanischen Shiatsu-Therapie auch der
ganze unmittelbare Bereich um diesen Punkt den Linderungsim-
puls: Drücken und Massieren sind hier die Behandlungsarten.
Shiatsu, von einem Laien angewandt, kann und will nicht Krankheiten heilen, aber es kann Schmerzen lindern, Spannungen lösen,
Geburtswehen erleichtern, das Gesicht verschönern, helfen,
sexuelle Erfüllung zu erlangen und Liebe zu gewinnen. Shiatsu
kann auch Migräne mildern, Menstruationsschmerzen stillen, Verstopfungen lösen, um nur einiges zu nennen. Was aber genau so
wichtig ist: Shiatsu hilft dem Gesunden seine Gesundheit zu bewahren, seine Widerstandskraft und Vitalität zu erhöhen.
Wo die einzelnen Shiatsu-Punkte liegen, wie man sie drückt, wie
lange und wie oft, all das und vieles mehr wird durch ausführlichen
Text und die 156 Abbildungen so eindeutig gezeigt, daß keine
Zweifel offenbleiben.

Verlag Hermann Bauer · Freiburg im Breisgau